基层慢病管理典型案例荟萃

主　编　郭海健　郭守玉　袁　扬

东南大学出版社
SOUTHEAST UNIVERSITY PRESS
·南京·

图书在版编目(CIP)数据

基层慢病管理典型案例荟萃 / 郭海健,郭守玉,袁
扬主编. — 南京:东南大学出版社,2023.11
ISBN 978-7-5766-0668-3

Ⅰ.①基⋯ Ⅱ.①郭⋯ ②郭⋯ ③袁⋯ Ⅲ.①慢性病
—防治—病案 Ⅳ.①R4

中国版本图书馆 CIP 数据核字(2022)第 254662 号

责任编辑:郭 吉 责任校对:子雪莲 封面设计:王 玥 责任印制:周荣虎

基层慢病管理典型案例荟萃
Jiceng Manbing Guanli Dianxing Anli Huicui

主 编 郭海健 郭守玉 袁 扬
出版发行 东南大学出版社
出 版 人 白云飞
社 址 南京市四牌楼 2 号(邮编:210096 电话:025-83793330)
印 刷 广东虎彩云印刷有限公司
开 本 787mm×1092mm 1/16
印 张 10
字 数 270 千字
版 印 次 2023 年 11 月第 1 版 2023 年 11 月第 1 次印刷
书 号 ISBN 978-7-5766-0668-3
定 价 60.00 元

经 销 全国各地新华书店
发行热线 025-83790519 83791830

(本社图书若有印装质量问题,请直接与营销部联系,电话:025-83791830)

《基层慢病管理典型案例荟萃》编委会

主　审　孙子林　龙明智

主　编　郭海健　江苏省疾病预防控制中心

　　　　郭守玉　南京医科大学第二附属医院

　　　　袁　扬　东南大学附属中大医院

副主编　徐金水　江苏省疾病预防控制中心

　　　　李　婷　南京医科大学附属老年医院

　　　　张学艳　江苏医药职业学院

　　　　刘玉梅　海南医学院

编委（按姓氏拼音排序）

卞茸文　南京医科大学附属老年医院

董力榕　江苏省疾病预防控制中心

冷坚强　丹阳市云阳街道丹凤社区卫生服务中心

李秀珍　南京医科大学第二附属医院

邱　敏　南京医科大学第二附属医院

邱山虎　东南大学附属中大医院

沈　雅　江苏省疾病预防控制中心

沈征锴　江苏省疾病预防控制中心

田　冶　海南医学院

王琛琛　东南大学附属中大医院

王丽萍　盐城市疾病预防控制中心

王兴任　海南省疾病预防控制中心

徐芳芳　海南医学院

徐少华　南京医科大学第二附属医院

燕　贞　海南医学院

章海燕　南京医科大学第二附属医院

周　扬　江苏省疾病预防控制中心

朱舒舒　南京医科大学第二附属医院

前　言

　　慢病即指慢性非传染性疾病,是长期的、不能自愈、也几乎不能治愈的疾病。常见的慢病主要有心脑血管疾病、癌症、糖尿病、慢性呼吸系统疾病等。相关研究发现,慢病具有发病率高、致残率与死亡率较高、医疗费用昂贵且往往预后不良等特点。据世界卫生组织(WHO)估算,中国的慢病防治费用占医疗总费用的80%。而随着人口老龄化的到来,未来中国慢病的防治费用还将不断攀升。近年来慢病患病率处于缓升的趋势,发病年龄趋于年轻化,加上我国的人口基数大,将不断增加慢病的防控压力,慢病也终将演变成21世纪危害人民健康的主要公共卫生难题和严峻的挑战。

　　党中央、国务院高度重视慢病防控事业,将实施慢病综合防控战略纳入健康中国建设,以"大卫生、大健康"为理念,坚持预防为主、防治结合的原则,以基层为重点,以改革创新为动力,中西医并重,把健康融入所有政策,针对重大疾病和一些突出问题,聚焦重点人群,实施15个专项行动,政府、社会、个人协同推进,建立健全健康教育体系,促进以治病为中心向以健康为中心转变,提高人民健康水平。在15个专项行动中,有14个与慢病防控相关。

　　党的二十大报告提出,促进优质医疗资源扩容和区域均衡布局,坚持预防为主,加强重大慢病健康管理,提高基层防病治病和健康管理能力。对比党的十九大报告,此次报告将"预防控制重大疾病"转变为"加强重大慢病健康管理",一方面表明慢病对我国民众生命健康的危害急需引起足够重视;另一方面也意味着,我国将进一步推动慢病防控与治疗政策体系的建设。

　　慢病的流行特征和疾病特点,需要从疾病的筛查、管理和治疗等不同方面,多管齐下,共同努力,更需要各级医疗卫生机构和专业公共卫生机构进行医防融合服务。基层医疗卫生机构作为基本医疗和基本公共卫生服务的主要承担者,是居民健康和医保费用的守门人,在慢病管理中发挥着重要的"依托和网底"作用。基层医务工作者的慢病管理服务水平,直接影响到慢病的发展进程和预后。

本书以真实病例为素材,在庞大的病例资源中精选了17个高血压病和10个2型糖尿病典型病例,从初诊确诊病例到出现严重合并症的病例,从简单的易控性病例到复杂的难治性病例,从药物优化到生活方式指导等均有涉及,将高血压病和2型糖尿病患者的综合管理措施进行了梳理和总结,从明确疾病诊断、拟定治疗方案、定期随访评估和针对性健康指导等环节进行了详细的阐述,并对病例展开了深入剖析和点评,为广大基层医务工作者开展慢病防治工作提供科学、规范的实践素材,也为相关机构开展慢病科学研究提供参考。

目 录　CONTENTS

第二章

高血压健康管理案例

初诊高血压病例

病例简介

刘某,女,63 岁,因"突发头痛 3 天"入院。

现病史

患者 3 天前无明显诱因下夜间出现头痛,为针刺样疼痛,有搏动感,伴全身乏力,视物模糊,无一过性黑矇,无胸闷胸痛,无心慌气喘,发作时测血压高达 200/100 mmHg,口服药物降压效果不佳,今为求进一步治疗,门诊拟"高血压"收住入院。病程中患者无畏寒发热,无咳嗽咳痰,无肋骨刀割样疼痛,无腹痛腹泻,无呕血黑便,食纳睡眠尚可,大小便正常,近期体重无明显变化。

既往史

患者平素身体一般,无传染病病史及密切接触史,有骨关节炎病史 6 年,否认高血压病、糖尿病、冠心病等慢性病病史。患者无手术史,无外伤史,无血制品输注史,无食物、药物过敏史,预防接种按计划进行。

家族史

患者母亲有高血压病史,否认其他家族性遗传性疾病病史。

体格检查

温度(T) 36.8 ℃,脉搏(P) 74 次/min,呼吸(R)17 次/min,血压(BP)151/99 mmHg。神清,精神可。两肺叩诊正常清音,两肺呼吸音清,未闻及明显干、湿性啰音;心律齐,各膜听诊区未及明显杂音,无心包摩擦音,无异常血管征。腹部正常,腹肌无紧张,无压痛,无反跳痛。腹部无包块,双下肢未见明显水肿。身高 158 cm,体重 65 kg,体质指数(BMI) 26.04 kg/m²。

辅助检查

生化:总胆固醇(TC) 4.59 mmol/L,甘油三酯(TG) 1.75 mmol/L,低密度脂蛋白胆固醇(LDL-C) 2.97 mmol/L。

肾功能:肌酐(Cr) 66.0 μmol/L,血尿酸(UA) 464 μmol/L,尿糖(GLU) 4.71 mmol/L,糖化血红蛋白(HbA1c) 5.6%,K$^+$ 4.07 mmol/L。

尿常规:正常。

血常规:正常。

心肌酶谱、凝血常规、粪常规、甲状腺功能、BNP 正常。

心脏超声:室间隔 11 mm,左室后壁 11 mm,EF 68%,左室舒张功能减退。

心电图:窦性心律,大致正常。

腹部超声:轻度脂肪肝。

颈动脉彩超:右侧颈总动脉分叉处斑块形成(多发),左侧颈总动脉分义处斑块形成(单发)。

甲状腺彩超:甲状腺双侧叶囊实性结节(ACR TI-RADS3 类)。

胸部 CT:左肺上叶舌段及两肺下叶炎症,建议治疗后复查;两肺上叶混合磨玻璃结节,考虑炎性结节可能,建议积极抗炎治疗后复查;两肺陈旧性病灶;两侧乳钙化灶,必要时乳腺钼靶检查。

肾脏及肾上腺超声:未见明显异常。

肾动脉超声:未见明显异常。

颅脑 MRI+MRA:老年性脑改变,MRA 正常。

眼底检查:双眼动脉粥样硬化Ⅱ级。

冠脉 CTA:未见明显血管狭窄。

动态血压监测:全天血压增高,最高 186/110 mmHg。白天平均血压 166/96 mmHg,夜间平均血压 136/82 mmHg。

诊断

① 高血压病 3 级(很高危);② 社区获得性肺炎;③ 肺结节;④ 甲状腺结节(ACR TI-RADS 3 类);⑤ 颈动脉斑块。

治疗方案

① 低盐低脂饮食,规律运动,减重;② 降压治疗:培哚普利氨氯地平片 15 mg、qd;吲达帕胺缓释片 1.5 mg、qd;琥珀酸美托洛尔缓释片 47.5 mg、qd;③降脂治疗:瑞舒伐他汀 10 mg、qn;④监测血压、肾功能,门诊调整用药。

随访

复查:BP 130/80 mmHg,心率(HR) 65 次/min,复查生化、肾功能正常。建议坚持定期门诊随访监测。

病例点评

根据《中国高血压防治指南》(2018 年修订版)及高血压基层诊疗指南建议,高血压定义为:未使用降压药物的情况下,非同日 3 次测量诊室血压,收缩压(SBP)≥140 mmHg 和/或舒张压(DBP)≥90 mmHg。SBP≥140 mmHg 和 DBP＜90 mmHg 为单纯性收缩期高血压。患者既往有高血压史,目前正在使用降压药物,血压虽低于 140/90 mmHg,仍应诊断为高血压。中国高血压调查最新数据显示,2012—2015 年我国 18 岁及以上居民高血压患病率为27.9％,与既往调查比较,患病率总体呈增高趋势。而血压水平与心血管病风险呈连续、独立、直接的正相关关系。因此,高血压诊断、评估及危险分层是高血压管理的第一步,也是降低高血压导致心血管病事件的重要一环。根据最新的 2021 年世界卫生组织(WHO)的成人高血压药物治疗指南及《中国高血压防治指南》(2018 年修订版)建议,所有新诊断的高血压人群均应进行血压分级及危险分层评估;在开始高血压药物治疗时,WHO 建议进行检查以筛查合并症和继发性高血压,但前提是检查不会延迟或阻碍开始治疗。

目前,高血压诊断流程包括:确立高血压诊断,确定血压水平分级;判断高血压的原因,区分原发性或继发性高血压;寻找其他心脑血管危险因素、靶器官损害以及相关临床情况,从而做出高血压病因的鉴别诊断和综合评估患者的心脑血管疾病风险程度,指导诊断与治疗。在确诊高血压后,不应以诊断评估及排除继发性高血压等任何理由延误高血压治疗。

1. 高血压确诊及分级

目前,中国高血压指南中高血压定义、分级与欧美及国际高血压指南稍有不同。详见表1-1。

表1-1 中国高血压诊断及分级标准 单位:mmHg

分类	SBP	DBP
正常血压	<120 和	<80
正常高值	120—139 和(或)	80—89
高血压	≥140 和(或)	≥90
1级高血压(轻度)	140—159 和(或)	90—99
2级高血压(中度)	160—179 和(或)	100—109
3级高血压(重度)	≥180 和(或)	≥110
单纯收缩期高血压	≥140 和	<90

注:当SBP和DBP分属于不同级别时,以较高的分级为准。

由于诊室血压测量的次数较少,血压又具有明显波动性,需要数周内多次测量来判断血压升高情况,尤其对于1级、2级高血压。如有条件,应进行24小时动态血压监测或家庭血压监测。

该患者为中老年女性,初诊血压偏高>180/110 mmHg,入院后监测血压偏高,进行24小时动态血压监测非运动状态下最高血压>180/110 mmHg,考虑诊断高血压3级。建议立即进行药物治疗,选择指南推荐的ACEI+CCB类单片复方制剂,同时启动详细病史采集、体格检查、靶器官损伤及并发症评估,排除继发性高血压。建议患者继续进行家庭自测血压监测,避免血压长时波动效应。

2. 判断高血压病因,区分继发性高血压

该患者符合血压较高、初诊高血压的继发性高血压线索,根据指南推荐予以完善动态血压监测,评估肾脏、肾动脉、肾上腺等常见继发性高血压因素,结果提示基本排除常见继发性高血压。同时该患者用药疗效尚可,临床不考虑进行进一步针对性筛查。

3. 寻找其他心脑血管危险因素、靶器官损害以及相关临床情况

风险评估包括病史采集、体格检查、实验室检查、血压水平分级、心血管风险评估。

经风险评估,结合影响高血压患者心脑血管疾病预后的危险因素(见表1-2),该患者符合高血压病3级,颈动脉粥样硬化及肥胖。

表1-2 影响高血压患者心脑血管疾病预后的重要因素

心血管危险因素	靶器官损害	伴发临床疾病
• 高血压(1~3级) • 男性＞55岁,女性＞65岁 • 吸烟或被动吸烟 • 糖耐量受损(2小时血糖7.8—11.0 mmol/L)和(或)空腹血糖异常(6.1—6.9 mmol/L) • 血脂异常 TC≥6.2 mmol/L(240 mg/dL)或LDL-C≥41 mmol/L(160 mg/dL)或HDL-C＜1.0 mmol/L(40 mg/dL) • 早发心血管病家族史(一级亲属发病年龄＜50岁) • 腹型肥胖(腰围:男性＞90 cm,女性＞85 cm)或肥胖(BMI＞28 kg/m²) • 高同型半胱氨酸血症(＞15 μmol/L)	• 左心室肥厚 心电图:Sokolow-Lyon电压＞3.8 mV或Cornell乘积＞244 mV·ms 超声心动图LVMI:男≥115 g/m²,女≥95 g/m² • 颈动脉超声IMT≥0.9 mm或动脉粥样斑块 • 颈—股动脉脉搏波速度≥12 m/s(＊选择使用) • 踝/臂血压指数＜0.9(＊选择使用) 估算肾小球滤过率降低[eGFR 30—59 mL/(min·1.73 m²)]或血清肌酐轻度升高: 男性115—133 μmol/L(1.3~1.5 mg/dL), 女性107—124 μmol/L(1.2~1.4 mg/dL) • 微量白蛋白尿:30—300 mg/24 h 或白蛋白/肌酐比:≥30 mg/g(3.5 mg/mmol)	• 脑血管病 脑出血 缺血性脑卒中 短暂性脑缺血发作 • 心脏疾病 心肌梗死史 心绞痛 冠状动脉血运重建 慢性心力衰竭 心房颤动 • 肾脏疾病 糖尿病肾病 肾功能受损 包括 eGFR＜30 mL/(min·1.73 m²) 血肌酐升高: 男性≥133 μmol/L(1.5 mg/dL) 女性≥124 μmol/(1.4 mg/dL) 蛋白尿(≥300 mg/24 h) • 外周血管疾病 • 视网膜病变 出血或渗出,视乳头水肿 • 糖尿病 新诊断: 空腹血糖:≥7.0 mmol/L(126 mg/dL) 餐后血糖:≥11.1 mmol/L(200 mg/dL) 已治疗但未控制: 糖化血红蛋白:(HbA1c)≥6.5%

注:TC为总胆固醇;LDL-C为低密度脂蛋白胆固醇;HDL-C为高密度脂蛋白胆固醇;LVMI为左心室重量指数;IMT为颈动脉内膜中层厚度;BMI为体质指数。

经详细病史采集、体格检查及辅助检查后,按表1-3对患者进行心血管危险分层评估。

表 1-3　血压升高患者心血管风险水平分层

其他心血管危险因素和疾病史	血压/mmHg			
	SBP 130—139 和（或）DBP 85—89	SBP 140—159 和（或）DBP 90—99	SBP 160—179 和（或）DBP 100—109	SBP ≥ 180 和（或）DBP ≥110
无		低危	中危	高危
1～2 个其他危险因素	低危	中危	中/高危	很高危
≥3 个其他危险因素,靶器官损害,或 CKD 3 期,无并发症的糖尿病	中/高危	高危	高危	很高危
临床并发症,或 CKD ≥4 期,有并发症的糖尿病	高/很高危	很高危	很高危	很高危

注:CKD 为慢性肾脏病。

该患者为高血压 3 级合并靶器官损伤,考虑心血管危险分层为很高危,需强化降压治疗,保护靶器官损伤,避免心血管并发症发生。

目前高血压治疗的根本目标是降低高血压的心血管并发症发生和死亡的总危险。临床治疗时应根据高血压患者的血压水平和总体风险水平,决定给予改善生活方式和降压药物的时机与强度;同时干预检出的其他危险因素、靶器官损害和并存的临床疾病。根据指南推荐,该患者治疗方案包括:强化降压,推荐使用 ACEI/ARB＋CCB 联合用药方案或 SPC,血压目标值<130/80 mmHg;降低靶器官损伤,以改善颈动脉斑块为主,推荐使用他汀将 LDL-C 降至 1.8 mmol/L 以下;心率控制,目标为<80 次/min,可考虑使用 β 受体阻断剂。该患者无明确血管狭窄性病变,无脑梗死、糖尿病、冠心病等病史,根据指南,未进行预防性抗血小板药物使用。建议定期随访,评估血压波动情况,复查靶器官损伤改善情况。

（朱舒舒）

▶ 高血压非药物治疗病例

病例简介

李某,男性,42岁,从事市场销售工作,体检发现血压升高半年,伴间断性头昏1个月。

现病史

患者于半年前在单位例行体检时发现血压偏高,时测血压146/94 mmHg,平素未觉明显头晕、头昏等不适,故未在意,平常基本不监测血压。1个月前患者在单位加班后,出现间断性头昏,饮酒劳累后症状加重明显,偶有胸闷、心慌不适。患者于医院就诊,测血压为156/96 mmHg。病程中患者无发热、咳嗽,无耳鸣、视物旋转,无胸痛、冷汗,无视物模糊、肢体活动障碍等。患者平时生活作息、饮食不规律,睡眠状态欠佳,平均睡眠时间5—6 h/d,病程中二便正常,胃纳尚可。

既往史

患者有高脂血症病史,具体不详,未重视。患者否认冠心病、脑梗死、甲状腺疾病、肾脏疾病史,否认食物、药物过敏史。患者平素工作压力大,经济来源尚稳定,饮食偏咸,喜肉食,蔬菜水果少,基本不运动,嗜烟,吸烟20支/d,有酗酒情况,近期因工作压力大比较焦虑。

家族史

患者否认糖尿病、高血压病、冠心病、高尿酸血症、脑梗死等家族史。

体格检查

BP 156/96 mmHg,腰围112 cm,BMI 30.69 kg/m²。神志清楚,肥胖体型,双侧胸廓饱满,双肺呼吸音稍粗,未闻及干、湿性啰音。HR 75次/min,律齐,无心包摩擦音,无异常血管征。腹膨,腹肌无紧张,无压痛,无反跳痛。双下肢无水肿,四肢肌力、肌张力正常,生理反射正常,病理反射未引出。

辅助检查

心电图:窦性心律,大致正常心电图。

血糖:空腹血糖6.8 mmol/L;糖化血红蛋白测定6.5%。

肾功能:肌酐70.7 μmol/L;钾4.01 mmol/L;尿酸450 mmol/L。

血脂:甘油三酯3.13 mmol/L;低密度脂蛋白胆固醇3.60 mmol/L。

尿常规:未见明显异常。

心脏彩超:EF 68%,主动脉瓣、二尖瓣、三尖瓣轻度关闭不全,左室舒张功能轻度减退。

颈动脉彩超:左侧颈总动脉斑块形成(单发)。

肾动脉彩超:双肾动脉RI值偏高;肾上腺CT平扫:未见异常。

头颅MR平扫:双侧额顶枕叶缺血性改变;脑MRA未见明显异常。

24 小时动态血压：全天血压平均值 130/85 mmHg，白天血压平均值 138/86 mmHg，夜间血压平均值 128/90 mmHg，清晨平均血压 133/92 mmHg。

其他：肝功能、甲功、肿瘤指标未见异常。

心理测验及相关评估：焦虑状态。

诊断

①高血压病 1 级；②代谢综合征；③高尿酸血症。

治疗方案

① 生活方式干预 3 个月，定时监测早晚血压。② 积极保护靶器官，治疗合并症。必要时眼底、微量白蛋白尿等检查。③ 非药物治疗——行为干预计划，饮食、运动等健康教育指导等。

病例点评

该病例为中年患者，高血压病史半年余，此次血压波动有明确诱因，主因工作压力大、酗酒出现血压升高，既往生活作息不规律，同时伴有肥胖、高血脂、空腹血糖受损等情况。目前采用非药物干预方式对该患者进行血压控制，同时，开展高血压病综合管理，在控制血压的同时兼顾靶器官损害的防治。

在临床工作中，高血压病是常见的慢性病之一，降压药物不断推陈出新，但在高血压的预防及治疗过程中，重视危险因素、非药物干预手段依然是经济、安全、易行的重要方法。《中国高血压防治指南》（2018 年修订版）中就指出：生活方式干预在任何时候对任何高血压患者（包括正常高值者和需要药物治疗的高血压患者）都是合理、有效的治疗，其目的是降低血压、控制其他危险因素和临床情况。生活方式干预对降低血压和心血管危险有肯定的作用，主要措施包括：① 减少钠盐摄入，每人每日食盐摄入量逐步降至＜6 g，增加钾摄入；② 合理营养，平衡膳食；③ 控制体重，使 BMI＜24 kg/m²、男性腰围＜90 cm、女性腰围＜85 cm；④ 不吸烟，避免被动吸烟；⑤ 不饮或限制饮酒；⑥ 增加运动；⑦ 减轻精神压力，保持心理平衡。指南还指出：生活方式干预应该连续贯穿高血压治疗全过程，必要时联合药物治疗。作为基层医生，要守好高血压防控的第一道防线，正确认识高血压的危险因素，更好地开展健康教育及高血压社区管理。

（章海燕）

▶ 高血压药物优化选择病例

病例简介

史某某,男,67岁,退休,因"间断头昏8年余,加重1周"入院。

现病史

患者8年前无明显诱因下出现头昏,无头痛,无恶心呕吐,自测血压最高达160/100 mmHg,至外院就诊,予以"贝那普利、苯磺酸氨氯地平"治疗,血压控制在130/80 mmHg左右。患者8年来规律服药,1周前情绪激动后头昏症状加重,伴头痛、恶心,无呕吐,无言语不清、肢体乏力,无胸闷、胸痛,无黑矇、晕厥,至医院急诊测血压170/100 mmHg,头颅CT示老年性脑改变、基底节区腔隙性脑梗死。患者平素生活规律,适当运动。

既往史

患者既往有冠心病病史1年余,2020年7月冠脉造影示前降支近段90%狭窄,植入药物支架一枚,规律服用拜阿司匹林、替格瑞洛、瑞舒伐他汀。患者否认糖尿病病史,否认肝炎、结核等传染病史。患者曾吸烟20余年,1包/d,现已戒烟10余年,少量饮酒。

家族史

患者父亲有高血压病史。

体格检查

BP 170/100 mmHg,身高174 cm,体重72 kg,BMI 23.78 kg/m²,两肺呼吸音清,心界不大,HR 86次/min,各瓣膜听诊区未及明显病理性杂音,腹软,无压痛、反跳痛,双下肢不肿。

辅助检查

生化:TC 5.0 mmol/L,LDL-C 1.9 mmol/L,HDL-C 0.89 mmol/L,TG 1.64 mmol/L。

糖化血红蛋白:5.8%。

尿常规:尿蛋白1+。

肝肾功能、电解质、凝血常规、血粪常规正常。

心脏超声:LAD 32 mm,IVS 12 mm,LVPW 11 mm,LVDd 48 mm,LVDs 36 mm,EF:62%,轻度二尖瓣、主动脉瓣反流。

心电图:窦性心律、房性早搏。

诊断

① 高血压病2级(很高危);② 冠状动脉粥样硬化性心脏病;③ 冠状动脉支架植入术后;④ 心功能Ⅱ级;⑤ 陈旧性脑梗死。

治疗方案

① 低盐低脂饮食;② 降压药物调整为单片固定复方制剂:培哚普利氨氯地平片 15 mg、qd;③ 控制心室率:比索洛尔 5 mg、qd;④ 抗血小板:拜阿司匹林 100 mg、qd;⑤调脂治疗:瑞舒伐他汀 10 mg、qn,依折麦布 10 mg、qd。

随访

4 周后复查,BP130/70 mmHg,生化 LDL-C 1.72 mmol/L,心电图示窦性心律、心率 66 次/min,尿常规示尿蛋白阴性。

6 个月后复查,诊室血压 120/72 mmHg。自测血压:晨起 130/76 mmHg,10:00 左右 126/72 mmHg,16:00 左右 134/80 mmHg,睡前 120/66 mmHg。生化 LDL-C 1.6 mmol/L,心电图示窦性心律、心率 60 次/min,尿常规示尿蛋白阴性。

病例点评

中国成人高血压的患病率为 27.9%,男性高于女性,患病率随年龄的增加而增加。高血压是心脑血管疾病最重要的危险因素之一,其并发症包括心脏、肾脏、脑、眼底损害。对于不同的患者,降压药物的选择和降压目标值取决于高血压的靶器官损伤及并存疾病。A+C 单片固定复方制剂具有起效快、半衰期长、降压平稳、作用机制互补、达标率高、患者依从性好等特点,是一种优先推荐。CCB 具有抗心绞痛效果,而 ACEI 在冠心病患者中降压治疗可以改善预后,以 ACEI 为基础的联合用药方案是高血压合并冠心病患者治疗的优选方案。对于合并少量尿蛋白的患者,初始的降压治疗应包括一种 ACEI/ARB;同时,交感神经兴奋在高血压的发生发展过程中有重要的作用,而心率增快与交感神经活性增高有关。迄今为止,已有 12 项研究在高血压患者中评价了静息心率与心血管事件或者死亡率的关系,其中 11 项研究显示心率增快与不利后果相关,是一项独立的心血管危险因素。此外,心率增快还会直接损害心血管系统,包括增加心肌耗氧量、加速动脉粥样硬化、降低斑块稳定性和触发心律失常。高血压患者心率管理中国专家共识推荐,高血压患者心率干预切点为静息心率＞80 次/min,24 小时动态心率＞75 次/min。高血压合并稳定型冠心病患者静息心率控制在 55—60 次/min。

本例患者经生活方式调整、药物优化后,血压控制在 120—130/70—80 mmHg,24 小时血压平稳,心率控制在 60 次/min,LDL-C 1.6 mmol/L,尿蛋白阴性。嘱患者家庭自我监测血压、心率,坚持目前生活方式及用药;3—6 个月门诊随访,根据血压、心率的波动以及药物的不良反应进行治疗药物的调整。

(李秀珍)

高血压患者的心率管理病例

病例简介

李某某,女,32岁,阵发性头昏2周伴心慌。

现病史

患者既往高血压病史2年余,未规律服药,目前交替服用尼群地平片、卡托普利,2周前无明显诱因出现阵发性头昏,在家中测血压162/93 mmHg,伴有心慌,遂就诊。

既往史

患者否认新冠感染、境外人员接触史,否认外地及疫区旅居史,否认冠心病、糖尿病、脑梗死、肾病病史,否认呼吸暂停综合征等病史,否认肝炎、结核等传染性疾病史,否认食物及药物过敏史。患者饮食偏咸、无吸烟史、运动较少。

家族史

患者父母、小姨、舅舅皆患有高血压病。

体格检查

身高154 cm,体重67 kg,腰围88 cm,BMI 28.3 kg/m^2(肥胖),BP 167/98 mmHg,两肺听诊阴性,HR 96次/min,节律齐,未及杂音,颈部、腹部未闻及血管杂音,神经系统查体阴性,下肢无水肿。

辅助检查

血常规:未见明显异常。

尿常规:尿微量白蛋白阴性。

血脂:TC 7.5 mmol/L,TG 2.7 mmol/L,LDL-C 5.5 mmol/L,HDL-C 0.93 mmol/L。

肝、肾、肾上腺超声:未见明显异常。

心电图:窦性心律,正常。

颈动脉超声:颈动脉内膜增厚。

24小时动态心电图检查:窦性心律,未见异常。

诊断

① 高血压病2级(高危);② 高脂血症;③ 肥胖。

治疗方案

① 培哚普利氨氯地平15 mg、qd;② 琥珀酸美托洛尔缓释片23.75 mg、qd;③ 阿托伐他汀20 mg、qn。

随访

1个月后随访,患者无头昏、头晕、头痛等症状,诊室 BP 126—134/68—86 mmHg,HR 74 次/min,TG 1.06 mmol/L,TC 3.80 mmol/L,LDL-C 2.15 mmol/L,血钾 4.01 mmol/L,肝功四项无异常,空腹血糖 5.5 mmol/L,餐后 2 小时血糖 7.8 mmol/L,尿微量白蛋白 10.7。

病例点评

该病例的临床特点:① 青年女性患者,"头昏伴心慌 2 周"就诊;② 既往高血压病史 2 年,未规律服药;高血压病家族史,父母、舅舅、小姨都有高血压病史;③ 合并有肥胖,BMI 28.3 kg/m²;④ 合并有血脂异常,颈动脉内膜增厚,需要降脂抗动脉硬化治疗;⑤ 起始联合,优选单片复方 A+C 的联合;⑥ 患者初诊后增加 β 受体阻滞剂的使用,协助降压同时对抗交感神经的过度激活。

交感神经的过度激活,是高血压以及很多心血管疾病的潜在机制,而临床上通常用心率评估患者交感激活的状态,所以,关注高血压患者的心率管理,也是高血压规范化管理的重要靶点。

心率增快是高血压患者的一个重要的临床特征,国内外研究显示,高血压患者的平均心率较正常血压者增快 6 次/min,高血压患者中心率增快的比例为 30% 以上。心率增快的正常血压者,发生高血压的风险显著增加 61%。高血压患者,无论其血压控制情况,基线心率增快和心血管事件的发生有显著的相关性。合并冠心病的高血压患者,其基线静息心率从 70 次/min 增加到 80 次/min,不良心血管事件风险增加 31%,大于 75 次/min 不良事件显著增加。对于高血压前期患者以及新诊断高血压患者,基线心率增快,全因死亡风险也是显著增加。心率增快很可能是一项重要的心血管危险因素,增加心血管事件和死亡风险。

《中国高血压患者心率管理多学科专家共识(2021 版)》结合我国临床实际,设定我国高血压患者的心率干预切点为静息心率大于 80 次/min,或者在静息状态下不同时间点的多次家庭自测心率均大于 75 次/min 也可视为心率增快。对于高血压患者,血压控制达标的同时关注心率的管理,诊室心率大于 80 次/min 且家庭自测心率大于 75 次/min,考虑心率增快,治疗前需筛查心率增快的原发疾病或相关因素。① 生理性因素:运动、体位改变、焦虑、情绪激动、妊娠、饮酒、咖啡、浓茶等等;② 病理性因素:贫血、感染、疼痛、发热、甲亢、低血糖、心肌梗死、心肌炎等等;③ 药物性因素:阿托品、肾上腺素、麻黄素、三环类抗抑郁药、CCB 类降压药、氨茶碱、GLP-1 受体激动剂等等。在治疗原发病或纠正诱发因素后仍有心率增快,需要改善可能存在的不良生活方式,比如缺乏体力活动、吸烟、嗜酒、高盐、肥胖等等,还要关注心理健康。在去除原发病因以及可能的继发因素、生活方式改善的基础上、静息心率仍然增高的高血压患者,建议加用药物治疗,首选兼有减慢心率作用的 β 受体阻滞剂,优选高选择性的 β₁ 受体阻滞剂。如果患者不能耐受 β 受体阻滞剂或者非交感激活的心率增快,建议选择缓释的非二氢吡啶类 CCB,在某些情况下心率仍旧控制不良,可考虑使用伊伐布雷定。

　　该患者 32 岁,青年女性,有高血压病家族史,发现血压增高 2 年,不规律用药,此次因头昏、心慌就诊,诊室测 BP 167/98 mmHg、HR 96 次/min,合并有 LDL-C 5.5 mmol/L,BMI 28.3 kg/m² 。所以降压达标是首要的目标,对于青年女性,BP 167/98 mmHg,建议起始联合治疗,首选 A+C 的单片复方制剂可以提高依从性和血压达标率。同时,患者存在血脂增高,伴有颈动脉内膜增厚,从控制危险因素及亚临床靶器官损害角度,加用他汀类降脂药物。该病例治疗中的亮点,就是第 3 个药物 β 受体阻滞剂的使用,患者的心率 96 次/min,可能原因是患者的肥胖体型、青年人的工作压力大、精神高度紧张、交感神经过度激活,优选高选择性的 β_1 受体阻滞剂,适当加用琥珀酸美托洛尔缓释片,协助降压的同时控制心率。一个月后随访,BP 126—134/68—86 mmHg,HR 74 次/min,LDL-C 2.15 mmol/L。患者血压控制明显改善,心率基本在理想范围,危险因素也得到控制,降低了心血管事件的风险。

（郭守玉）

高血压伴血脂异常诊治病例

病例简介

夏某,男,56岁,教师,工作压力大,平时运动少,因"反复头昏5年,再发加重3天"入院。

现病史

患者5年前反复发作头昏,多次测血压发现血压升高,最高170/100 mmHg,一直规律服用非洛地平5 mg,qd,血压控制在130/80 mmHg左右。患者3天前头昏再发并加重,无头痛,无胸闷、胸痛、心悸、气喘,无行走不稳,自测血压波动在160—170/100—110 mmHg,3天来症状反复无缓解,遂至医院就诊,拟以"高血压病"收治入院。

既往史

患者否认糖尿病史,否认肝炎、结核等传染病史,吸烟10支/d,持续20年,少量饮酒。

家族史

患者父亲有高血压病、冠心病史。

体格检查

BP 170/110 mmHg,肥胖体型,两肺呼吸音稍粗,未及明显干、湿性啰音,心界不大,HR 85次/min,各瓣膜听诊区未及明显病理性杂音,腹软,无压痛、反跳痛,双下肢不肿。体重85 kg,身高170 cm,BMI 29.4 kg/m²。

辅助检查

生化:TC 6.62 mmol/L,LDL-C 3.94 mmol/L。

血糖:空腹6.8 mmol/L,餐后2小时9.1 mmol/L。

糖化血红蛋白:6.5%。

电解质:Na^+ 147.2 mmol/L,Cl^- 109.0 mmol/L。

肝肾功能、凝血常规、血尿粪常规正常。

心脏超声:LAD 45 mm,IVS 15 mm,LVPW 13 mm,LVDd 54 mm,LVDs 35 mm,室间隔及左室后壁增厚,左室舒张功能减退,轻度二尖瓣、三尖瓣反流。

心电图:左室高电压。

颈动脉超声:右侧颈内动脉起始处低回声斑块(软斑)。

诊断

①高血压病3级(高危);②高脂血症;③糖耐量异常。

治疗方案

① 低盐低脂饮食，规律运动，减重，减轻精神压力；② 戒烟，限酒；③ 降压治疗：培哚普利氨氯地平片 15 mg、qd，琥珀酸美托洛尔缓释片 47.5 mg、qd；④ 调脂治疗：瑞舒伐他汀 10 mg、qn；⑤ 监测血压、血糖，1 个月后复查肝肾功能、血脂。

随访

1 个月后门诊复查，BP 130/75 mmHg，HR 72 次/min，空腹血糖 5.8 mmol/L，餐后 2 小时血糖 8.0 mmol/L，血脂 TC 4.58 mmol/L，LDL-C 2.69 mmol/L，肝肾功能正常，肌酸激酶正常。考虑患者血脂不达标，加用依折麦布 10 mg、qd。3 个月后复查，血脂 TC 3.01 mmol/L，LDL-C 1.75 mmol/L，BP 125/75 mmHg，HR 70 次/min，体重 80 kg。嘱其继续坚持该治疗方案，继续低盐、低脂饮食，锻炼身体，减重，并定期复查肝功能、血脂、血糖。

病例点评

我国成人高血压患者已达 2.45 亿，其中约半数合并血脂异常，两者并存可加速动脉粥样硬化进程，高血压和血脂异常是我国人群心血管疾病死亡的第一和第三位归因危险因素。降低 LDL-C 水平作为防控动脉粥样硬化性心血管疾病（ASCVD）危险的首要干预靶点，非 HDL-C 作为次要干预靶点，降压达标同时降低 LDL-C 水平是预防和治疗 ASCVD 的基石。目前中国成人血脂异常的知晓率、治疗率、控制率仅为 16.1%、7.8% 和 4.0%，高血压患者的血压、血脂全面达标是我国心血管疾病防控的关键。

ASCVD 低/中危高血压患者，严格实施生活方式干预 6 个月后，血脂水平不能达到目标值，则考虑药物降脂治疗。ASCVD 高危/极高危高血压患者，应立即启动他汀治疗，采用中等强度他汀类治疗。中国人群接受中等强度他汀治疗可使心血管事件发生率显著降低，且安全性良好，必要时采用联合降脂药物治疗。ASCVD 超高危高血压患者，推荐起始采用联合药物治疗，以使 LDL-C 目标值<1.4 mmol/L，且较基线降幅>50%；对他汀＋依折麦布联合治疗仍不能达标者，可考虑加用前蛋白转化酶枯草溶菌素 9（PCSK9）抑制剂治疗；预计他汀＋依折麦布不能达标者，可直接采取他汀＋PCSK9 抑制剂治疗。

该病例特点：① 56 岁中年男性；② 有"高血压、冠心病"家族史；③ BP 170/110 mmHg；④ 体型肥胖，BMI 29.4 kg/m²；⑤ LDL-C 3.94 mmol/L；⑥ 有吸烟史；⑦ 心脏超声室间隔及左室后壁增厚。根据高血压患者 ASCVD 危险分层评估该患者为高血压病高危，预计 10 年心血管事件发生风险≥10%，降压目标<130/80 mmHg，LDL-C 目标值<1.8 mmol/L，非 HDL-C 目标值<3.4 mmol/L。高血压患者生活方式干预须贯穿患者终生，能预防或延迟心血管疾病的发生发展，对于血压≥160/100 mmHg 或高于目标血压 20/10 mmHg 或高危/很高危患者应起始联合降压药物治疗，优选单片固定复方制剂，更有利于提高患者依从性和血压达标率，应在 4—12 周内将血压逐步降至目标水平。同时，对 LDL-C 水平超过相应 ASCVD 危险级别靶目标值者，均需进行降脂治疗，必要时药物联合治疗。联合降脂治疗能够提高 LDL-C 达标率，降低 ASCVD 事件再发率。

本例 ASCVD 高危高血压患者，服用培哚普利氨氯地平 15 mg 单片复方制剂＋琥珀酸美托洛尔缓释片 47.5 mg 控制血压心率,1 个月后随访血压控制良好(＜130/80 mmHg),服用瑞舒伐他汀 10 mg 血脂不达标,联合依折麦布 4 周后血脂达标(＜1.8 mmol/L),未出现肝功能异常、肌酸激酶升高、肌痛等不良反应,并且生活方式改善后血糖较前控制平稳、体重较前减轻。嘱患者坚持目前生活方式及用药,根据血压的波动以及药物的不良反应进行治疗药物的调整,定期复查血脂、血糖。

（邱　敏）

高血压患者的血压节律管理病例

病例简介

患者,男性,67 岁,体检发现血压升高 5 年余,头晕一周。

现病史

患者 5 年前体检时发现血压升高,后监测血压最高达 170/105 mmHg,多次调整药物,目前应用缬沙坦 80 mg、qd 治疗,血压控制平稳。患者一周前劳累后突然出现头晕,无视物不清,无头痛、晕厥,无恶心、呕吐,无肢体麻木等,自测血压在 150—165/85—95 mmHg 之间波动,来医院就诊。

既往史及个人史

患者否认糖尿病、冠心病、心房颤动等慢性病史,否认外伤及手术史,否认肝炎、结核等传染病史,无药物过敏史。患者有吸烟史 30 余年,每天约 1 包,无饮酒嗜好。

家族史

患者父母有高血压病史。

体格检查

T 36.5 ℃,P 82 次/min,R 18 次/min,BP 160/98 mmHg。患者神志清楚,双瞳等大等圆,对光反射灵敏,浅表淋巴结未触及,巩膜不黄,颈软,颈静脉无怒张,心界不大,HR 82 次/min,未闻及病理性杂音,两肺呼吸音清,未及干、湿性啰音,腹平软,无压痛、反跳痛,肝脾肋下未及,双下肢不肿。生理反射存在,病理性反射未引出。

辅助检查

血、尿、粪常规:未见明显异常。

血脂:TC 5.22 mmol/L,LDL-C 3.6 mmol/L,HDL-C 0.98 mmol/L,TG 1.45 mmol/L。

空腹血糖:5.6 mmol/L。

心电图:未见明显异常。

颈动脉 B 超:颈动脉硬化伴多发性斑块形成。

诊断

① 高血压病 2 级(高危);② 高脂血症;③ 颈动脉硬化。

治疗方案

① 抗血小板聚集:阿司匹林 100 mg、qd;② 调脂、稳定斑块:阿托伐他汀 20 mg、qn;③ 降血压:缬沙坦氨氯地平 85 mg、qd。

随访

1 个月后随访,BP 146/92 mmHg,T 36.5 ℃,P 70 次/min,R 18 次/min,患者无痛苦面容,平卧位,无皮疹和发绀,浅表淋巴结未触及,巩膜不黄,颈软,颈静脉无怒张,心界不大,HR 70 次/min,未闻及病理性杂音,两肺呼吸音清,无啰音,腹平软,肝脾未触及,下肢不肿。空腹血糖 5.5 mmol/L,血脂 TC 5.02 mmol/L、LDL-C 3.0 mmol/L、HDL-C 1.01 mmol/L、TG 1.25 mmol/L。24 小时动态血压监测:白天平均血压 138/87 mmHg,夜间平均血压 137/79 mmHg,24 小时血压高峰在 6:30,为 148/93 mmHg。

调整方案

阿司匹林 100 mg、qd,阿托伐他汀 20 mg、qn,奥美沙坦 20 mg、qd 晨,贝尼地平 8 mg、qd 晚。

调整方案 1 个月后随访

T 36.3 ℃,P 68 次/min,R 18 次/min,BP 128/80 mmHg,患者无痛苦面容,巩膜不黄,颈软,颈静脉无怒张,心界不大,HR 68 次/min,未闻及病理性杂音,两肺呼吸音清,无啰音,腹平软,肝脾未触及,下肢不肿。空腹血糖 5.6 mmol/L,血脂 TC 4.6 mmol/L、LDL-C 2.4 mmol/L、HDL-C 1.18 mmol/L、TG 1.05 mmol/L,尿蛋白阴性。24 小时动态血压监测:白天平均血压 120/70 mmHg,夜间平均血压 115/78 mmHg,清晨血压 130/80 mmHg。

诊疗总结

对于合并心血管危险因素,低剂量单药初始治疗不达标的患者,需及时启动联合治疗方案。联合治疗的时间:合理自由联合,能够更平稳控制血压,灵活调整用药,增加患者依从性。联合治疗药物的选择:CCB 是多种联合方案的基础用药,长效非二氢吡啶类 CCB 药物可适用于多种高血压患者。不论是否接受降压药物治疗,如果清晨血压≥135/85 mmHg,都可以诊断"清晨高血压",对于这类患者可以考虑晚上服用 CCB 类药物。

病例点评

该病例是一个临床常见病例,特点是:① 老年男性患者,头晕一周,自测血压偏高入院就诊;② 既往高血压病史 5 年余,有高血压家族史,父母都有高血压病史;③ 合并有血脂异常、颈动脉粥样硬化,合并降脂、抗动脉硬化治疗;④ 初次调整降压药为 SPC 后,诊室血压有所下降,但仍未达标,并且 24 小时动态血压监测提示夜间及清晨血压控制未达标;⑤ 再次调整降压药的方案,是这个病例的一个亮点,追求降压疗效的同时从 SPC 分为自由联合,一分为二,兼顾夜间和清晨的血压达标,追求 24 小时的平稳降压。

高血压是一个重要的全球性的健康问题。我们关注高血压的管理,做好高血压防治,最终目的是降低靶器官损害,降低心血管事件。众多研究已经表明,高血压是心脑血管疾病的主要危险因素,降压治疗能够降低心脑血管事件,降低心衰发生及恶化风险,降低心血管死亡风险以及全因死亡风险。所以我们强调降压达标,不仅仅是诊室血压数值的达标,还需关注 24 小时的血压控制达标。血压有昼夜节律的变化,有一定的血压变异性,其中很重要的表现之一就是清晨血压升高。

众多研究发现，在高血压患者中，即使是诊室血压控制良好的患者，仍约有半数患者存在清晨高血压。而存在清晨高血压的患者其血压控制难度更大，和心血管疾病之间的关联更为显著。清晨高血压是患者发生卒中的最强的独立危险因素；清晨血压越高，心血管死亡率越高；对糖尿病患者，合并清晨高血压，其大血管并发症和死亡的风险都显著增加。清晨交感神经激活，RAAS 系统在觉醒前被激活，此外盐敏感患者的高盐饮食，不恰当的降压治疗，以及老年、糖尿病、吸烟等等都可能引起或加重清晨血压增高。

清晨高血压具体是指清晨家庭血压测量平均值≥135/85 mmHg 和（或）诊室测量血压平均值≥140/90 mmHg，不管其他时段的血压水平是否高于正常（清晨血压指清晨醒后 1 小时内、服药前、早餐前的家庭血压测量结果或者动态血压记录的起床后 2 小时或早晨 6：00—10：00 间的血压）。中国专家共识建议对所有高血压患者常规监测清晨 6—10 点家庭自测血压或者 24 小时动态血压，一旦诊断清晨高血压，建议调整降压治疗方案，选用半衰期长的长效降压药物，必要时足剂量以及联合治疗，更好地控制 24 小时血压。交感神经激活是清晨高血压的潜在机制，必要时可联合应用交感或 RASS 抑制剂。

该病例原服用缬沙坦，出现头晕，就诊血压 160/98 mmHg，控制不良。第一次调整降压方案，改为缬沙坦/氨氯地平单片复方制剂，1 个月后诊室血压 146/92 mmHg，动态血压提示夜间平均血压 137/79 mmHg，并且 24 小时血压高峰在早晨 6：30 为 148/93 mmHg，夜间及清晨血压控制不良，并且存在清晨高血压的情况。因此，第二次调整降压方案，首先降压效果上，同样是 A+C 的联合，选择降压疗效更强的奥美沙坦替代缬沙坦，贝尼地平替代氨氯地平。同时，考虑时间治疗学，从单片复方调整为自由联合，CCB 晚上服用，以更好地控制夜间及清晨血压。1 个月后随访，动态血压提示血压控制达标，血压节律合适，也预示着未来的心血管事件风险进一步降低。

（郭守玉）

高血压伴左室肥厚诊治病例

病例简介

王某某,女,46 岁,工人,生活不规律,口味偏咸,很少运动,因"间断头昏 2 年,加重 1 天"入院。

现病史

患者 2 年前间断头昏,多次测血压发现血压升高,最高 140/96 mmHg,未就诊,未服药。1 天前感觉头昏加重,伴视物模糊,无头痛,无心悸,无胸闷、胸痛,无言语不清、行走不稳,自测血压 170/110 mmHg,遂至医院就诊,拟"高血压病"收治入院。

既往史

患者否认既往冠心病、糖尿病史,否认肝炎、结核等传染病史,否认吸烟饮酒。

家族史

患者父亲、母亲有高血压病史。

体格检查

BP 170/110 mmHg,身高 176 cm,体重 87 kg,BMI 28.09 kg/m²,两肺呼吸音清,未及明显干、湿性啰音,心界不大,HR 78 次/min,各瓣膜听诊区未及明显病理性杂音,腹软,无压痛、反跳痛,双下肢不肿。

辅助检查

生化:TC 5.8 mmol/L,LDL-C 3.0 mmol/L,TG 5.0 mmol/L。

血糖:空腹 5.4 mmol/L,餐后 2 小时 6.8 mmol/L。

糖化血红蛋白:6.0%。

电解质:Na⁺ 146.2 mmol/L,Cl⁻ 108.4 mmol/L。

肝肾功能、凝血常规、血尿粪常规正常。

心脏超声:LAD 35 mm,IVS 13 mm,LVPW 12 mm,LVDd 48 mm,LVDs 34 mm,EF 60%,室间隔及左室后壁增厚,左室舒张功能减退,轻度二尖瓣、三尖瓣反流。

心电图:窦性心律、左室高电压。

颈动脉超声:未见明显斑块。

诊断

① 高血压病 3 级(很高危);② 高甘油三酯血症。

治疗方案

① 低盐、低脂饮食,生活规律,坚持运动,减重;② 戒烟、限酒;③ 降压治疗:奥美沙坦氨

氯地平 25 mg、qd；④ 调脂治疗：非诺贝特 200 mg、qn；⑤监测血压，1 个月后复查肝肾功能、血脂。

随访

1 个月后门诊复查：BP 130/84 mmHg，HR 70 次/min，体重 83 kg，空腹血糖 5.2 mmol/L，血脂 TC 5.2 mmol/L，LDL-C 2.80 mmol/L，TG 3.20 mmol/L，肝肾功能正常，肌酸激酶正常。嘱其继续坚持该治疗方案，继续低盐、低脂饮食，锻炼身体，减重，并定期复查肝功能、血脂、血糖。

病例点评

我国高血压的患病率、发病率处于持续上升态势。《中国心血管健康与疾病报告 2020》显示＞18 岁的高血压患病人数达 2.45 亿。高血压是导致左心室肥厚（left ventricular hypertrophy，LVH）的重要原因，我国一项基于社区横断面调查结果显示，42.7% 的高血压患者伴有 LVH。高血压和 LVH 都是心脑血管疾病的独立危险因素，LVH 显著增加高血压患者的冠状动脉粥样硬化性心脏病、心力衰竭、卒中和死亡风险。

依据 2019 年中国高血压合并左心室肥厚诊治专家共识，左心室肥厚的筛查方法主要包括心电图、心脏超声。心电图诊断标准：① SV1＋RV5＞3.5 mV（Sokolow-Lyon 电压指数），是最常用的 LVH 初筛指标；② RaVL ≥1.1 mV；③ Cornell 电压-时间乘积＞244 mV・ms；④ SV3＋RaVL（Cornell 电压指数）＞2.8 mV（男性）、＞2.0 mV（女性）。上述 4 项指标中有一项阳性，即可初步考虑 LVH 的诊断；2 项或多项指标呈阳性，其诊断 LVH 的可靠性提高。这些诊断标准适用于窦性心律或合并心房颤动的患者，但应谨慎用于合并左前分支阻滞或左束支传导阻滞的患者。心脏超声诊断标准：左心室质量指数（left ventricular mass index，LVMI）是超声心动图诊断 LVH 的主要指标。临床实践中最常采用 M 型超声心动图，首先测量舒张末期左心室内径（LVID）、室间隔厚度（IVST）和左心室后壁厚度（LVPWT），然后计算左心室质量（LVM），LVM 计算公式如下：

$$LVM(g)=1.04\times[(LVID+IVST+LVPWT)^3-LVID^3]\times 0.8+0.6;$$
$$体表面积(m^2)=0.005\,7\times身高(cm)+0.012\,1\times体质量(kg)+0.088\,2(男性);$$
$$体表面积(m^2)=0.007\,3\times身高(cm)+0.012\,7\times体质量(kg)-0.210\,6(女性)。$$

LVM 用体表面积（body surface area，BSA）校正后得到 LVMI，即 $LVMI(g/m^2)=LVM/BSA$。LVMI 诊断 LVH 的标准为男性≥115 g/m^2、女性≥95 g/m^2。

高血压合并左心室肥厚，首要是控制血压，降压目标值为 ＜140/90 mmHg，能耐受者可进一步降至＜130/80 mmHg。具体包括：① 生活方式调整，减盐（＜6 g/d）、运动、减重、控烟、限酒；② 降压药物选择，荟萃分析显示血管紧张素 Ⅱ 受体拮抗剂（ARB）、钙通道阻滞剂（CCB）、血管紧张素转换酶抑制剂（ACEI）、利尿剂和 β 受体阻滞剂分别可使 LVMI 下降 13%、11%、10%、8% 和 6%（$P=0.004$），ARB 逆转 LVH 的作用相对最强。因此，高血压合并 LVH 患者优先推荐 ARB 类药物。

本例患者的特点：① 患者女性，46 岁，生活不规律，口味偏咸，很少运动；② 超重，BMI

28.09 kg/m²;③ 血压升高 2 年,未行生活方式调整,未就诊,未治疗;④ 父亲、母亲有高血压病史;⑤ 心电图:SV1+RV5=4.0 mV;⑥ 心脏超声 LVMI=115.79 g/m²。高血压患者生活方式干预须贯穿患者终生,对于血压≥160/100 mmHg 或高于目标血压 20/10 mmHg 或高危/很高危患者应起始联合降压药物治疗,优选单片固定复方制剂,更有利于提高患者依从性和血压达标率,应在 4—12 周内将血压逐步降至目标水平。同时,对于合并左心室肥厚的患者优选 ARB 类药物,进一步降低 LVMI,改善心脑血管预后。该患者经过生活方式调整,口服单片复方制剂奥美沙坦氨氯地平 25 mg、qd 治疗 1 个月后门诊复查血压控制平稳,肝肾功能未见异常。6 个月后患者复查心脏超声示 IVS 12 mm,LVPW 12 mm。嘱患者监测血压,坚持目前生活方式及用药,根据血压的波动以及药物的不良反应进行治疗药物的调整。

(李秀珍)

老年高血压患者诊治病例

病例简介

王某,男,77岁,退休,因"晕厥1次"入院。

现病史

患者今日早晨起床后出现黑矇,心悸,出冷汗,继而晕厥,瘫软在地,家属发现后让其躺平,经过10 min后患者逐渐恢复正常,晕厥过程中无抽搐,无口吐白沫,恢复正常后四肢活动尚可,无明显心慌,无胸闷、胸痛,无恶心、呕吐,无头痛、头晕,无视物旋转、视物模糊,遂至医院就诊,急诊测血压90/60 mmHg,为求进一步诊治,拟"晕厥待查"收治入院。

既往史

患者既往有高血压病史20余年,最高达180/110 mmHg,平时自服苯磺酸氨氯地平5 mg、bid,厄贝沙坦氢氯噻嗪片162.5 mg、qd,血压控制在130/65 mmHg左右。患者有脑梗死病史8年,否认冠心病、糖尿病病史,否认肝炎、结核等传染病史,否认手术及外伤史,否认输血及血液制品史。患者吸烟40年,20支/d,不饮酒。

家族史

患者父亲有高血压病、冠心病史。

体格检查

卧位BP 106/64 mmHg,体型偏瘦,两肺呼吸音稍粗,未及明显干、湿性啰音,心界不大,HR 85次/min,各瓣膜听诊区未及明显病理性杂音,腹软,无压痛、反跳痛,双下肢不肿。体重52 kg,身高170 cm,BMI 17.9 kg/m²。

辅助检查

生化:TC 4.62 mmol/L,LDL-C 3.94 mmol/L。

血糖:空腹5.2 mmol/L,餐后2小时6.9 mmol/L。

糖化血红蛋白:5.8%。

肝肾功能、电解质、凝血常规、血尿粪常规、心肌酶谱正常。

心脏超声:LVEF 0.56,轻度二尖瓣、三尖瓣反流,左室舒张功能减退。

心电图:窦性心律、I°房室传导阻滞。

颈动脉超声:右侧颈内动脉、左侧颈内动脉起始处低回声斑块(软斑)。

Holter:窦律(最慢51次/min,最快85次/min,平均65次/min),房早30次,成对1次,间歇性ST段改变。

诊断

晕厥待查:① 体位性低血压?;② 心律失常?;③ 脑血管意外?;④ 高血压病 3 级(很高危);⑤ 高脂血症。

治疗方案

① 卧床休息、心电监测;② 密切观察生命体征,定时询问患者是否有头痛、头晕、恶心及检查四肢活动情况;③ 停用降压药物;④ 尽早进行动态血压、头颅 CT 及 MRI 检查;⑤ 监测血压,调整降压药物,给予瑞舒伐他汀 10 mg、qn 控制血脂,1 个月后复查肝肾功能、血脂。患者住院期间测血压发现卧位血压 130/65 mmHg、立位血压 105/60 mmHg,此次晕厥原因诊断为体位性低血压。出院时坐位血压在 140/70 mmHg 左右。

随访

半个月后随访血压为 156/75 mmHg,给予苯磺酸氨氯地平 2.5 mg、qd,严密监测血压,嘱其起床或改变体位时应缓慢,先半卧再坐再起。1 个月后血脂 LDL-C 2.60 mmol/L,肝、肾功能正常,肌酸激酶正常。2 个月后复查坐位血压 135/65 mmHg,患者无不适,嘱其继续坚持该治疗方案,继续低盐、低脂饮食,适度运动,并定期复查肝功能、血脂、血糖。

病例点评

年龄≥65 岁,若收缩压≥140 mmHg 和(或)舒张压≥90 mmHg,可定义为老年高血压。若收缩压≥140 mmHg,舒张压<90 mmHg,则为老年单纯收缩期高血压(isolated systolic hypertension,ISH)。

老年高血压的临床特点为:① 收缩压升高、脉压增大。ISH 是老年高血压最常见的类型,占老年高血压的 60%—80%,在>70 岁的高血压人群中可达 80%—90%。收缩压增高明显增加卒中、冠心病和终末肾病的风险。② 血压波动大,高血压合并体位性血压变异和餐后低血压者增多。体位性血压变异包括直立性低血压和卧位高血压。血压波动大,影响治疗效果,可显著增加发生心血管事件的危险。③ 血压昼夜节律异常的发生率高,夜间低血压或夜间高血压多见,清晨高血压也增多。④ 白大衣高血压和假性高血压增多。⑤ 老年高血压常与多种疾病如冠心病、心力衰竭、脑血管疾病、肾功能不全、糖尿病等并存,使治疗难度增加。

老年高血压治疗的主要目标是使收缩压达标,共病和衰弱综合征的患者应综合评估后,个体化确定血压起始治疗水平和治疗目标值。65—79 岁的老年人,第一步应先将血压降至<150/90 mmHg;如能耐受,目标血压<140/90 mmHg。≥80 岁的老年人应先将血压降至<150/90 mmHg;如收缩压<130 mmHg 时耐受良好,可继续治疗而不必回调血压水平。双侧颈动脉狭窄程度>75%时,中枢血流灌注压下降,降压过度可能增加脑缺血风险,降压治疗应以避免脑缺血症状为原则,宜适当放宽血压目标值。衰弱综合征的高龄老年人降压时应注意监测血压,降压速度不宜过快,降压水平不宜过低。

该病例特点:① 77 岁老年男性;② 有高血压、冠心病家族史;③ 因晕厥 1 次入院,急诊卧位血压 90/60 mmHg,入病房后卧位血压在 106/64 mmHg;④ 体型偏瘦,BMI 17.9 kg/m²;

⑤ LDL-C 3.94 mmol/L；⑥ 有吸烟史；⑦ 患者住院期间测血压发现卧位血压 130/65 mmHg、立位血压 105/60 mmHg，根据体位性低血压的诊断标准[由卧位到站立时收缩压下降 20 mmHg、舒张压下降 10 mmHg，或者二者之一，同时出现低血压症状，比如大脑供血不足（头晕、头昏、站立不稳，甚至晕厥、摔倒、诱发心绞痛或者心肌梗死、脑卒中等）、自主神经功能失调（心率固定不变、尿失禁、便秘、不出汗、不耐热、易疲劳等）]诊断为体位性低血压；⑧ 此患者在血压>150 mmHg 时才恢复给予小剂量 CCB 控制血压，第一步血压降至<150/90 mmHg，患者未有不适症状，遂继续服用药物，2 个月后血压<135/65 mmHg，患者仍未有不适，继续原剂量不变，防止血压进一步降低引起脑缺血症状。

本例患者属于典型的老年高血压出现体位性低血压引起脑缺血从而引起晕厥发作。针对老年高血压患者进行药物选择：利尿剂、CCB、ACEI 或 ARB 均可作为初始或联合用药，从小剂量开始，逐渐增加至最大剂量。无合并症的老年高血压患者不宜首选 β 受体阻滞剂。利尿剂可能降低糖耐量，诱发低血钾、高尿酸和血脂异常，需小剂量使用。α 受体阻滞剂可用作伴良性前列腺增生或难治性高血压患者的辅助用药，但高龄老年人以及有体位血压变化的老年人使用时应当注意体位性低血压。老年 ISH 的药物治疗：舒张压<60 mmHg 的患者，如收缩压<150 mmHg，可不用药物；如收缩压为 150—179 mmHg，可小剂量应用降压药物；如收缩压≥180 mmHg，需应用降压药物，用药时应密切观察血压变化和不良反应。

（徐少华）

中青年高血压患者诊治病例

病例简介

刘某,中青年男性,42岁,以"发现血压升高半年,控制不佳1周"为主诉入院。

现病史

患者半年前发现血压升高,最高达170/110 mmHg,到医院诊治,诊断为原发性高血压病3级(很高危)。给予苯磺酸氨氯地平5 mg、qd,厄贝沙坦150 mg、qd治疗,血压控制在130/90 mmHg左右。近1周来患者无诱因出现血压升高,控制不佳,最高达155/105 mmHg,无胸闷、胸痛,无头痛、头晕,无视物旋转、视物模糊,无黑矇及晕厥发作,无气喘。为求进一步诊治遂至医院,拟以"高血压病"收治入院。

既往史

患者既往体健,否认冠心病、糖尿病史,否认肝炎、结核等传染病史,否认手术及外伤史,否认输血及血液制品史。患者吸烟20年,20支/d,少量饮酒。

家族史

患者母亲有高血压病史。

体格检查

T 36.5 ℃,P 92次/min,R 18次/min,BP 148/104 mmHg。体型肥胖,步入病房,查体合作,口唇无发绀,颈静脉无怒张,双肺听诊呼吸音清,未闻及干、湿性啰音,心律齐,HR 92次/min,各瓣膜听诊区未及病理性杂音,腹部平软,全腹无压痛,无肌紧张及反跳痛,肝脾肋下未及,肝肾区无叩痛,双下肢无水肿。体重88 kg,身高170 cm,BMI 30.4 kg/m²。

辅助检查

心电图:窦性心律,心率92次/min,正常范围心电图。

肾功能:尿素8.45 mmol/L,肌酐88.4 μmol/L,尿酸467 μmol/L。

泌尿系彩超:双肾、输尿管、膀胱未见明显异常。

血脂:甘油三酯0.70 mmol/L,总胆固醇4.43 mmol/L,高密度脂蛋白胆固醇0.99 mmol/L,低密度脂蛋白胆固醇2.05 mmol/L。

甲功系列、肝功能、血常规、脑钠肽、心肌酶谱、尿粪常规、血糖、糖化血红蛋白、颈动脉彩超均无明显异常。

CT检查:肺CT无明显异常。

心脏彩超:左室舒张功能减退,静息状态下左室整体收缩功能正常。

其他:肾上腺MRI正常,胆囊多发小结石,24小时尿蛋白定量、皮质醇、促肾上腺皮质激素、血浆肾素活性、醛固酮、醛固酮/肾素比值（ARR）、血管紧张素均在正常范围。

诊断

高血压病 3 级（很高危）。

治疗方案

① 监测血压；② 治疗性生活方式改变；③ 调整药物为硝苯地平控释片 30 mg、qd，奥美沙坦 20 mg、qd，阿罗洛尔 10 mg、bid；④ 2—4 周随访 1 次。

随访

2 周后随访，患者诊室血压为 130/88 mmHg，心率 82 次/min，4 周后随访血压为 125/85 mmHg，心率 78 次/min，患者未有任何不适。嘱其坚持该治疗方案，继续低盐、低脂饮食，坚持运动减重，戒烟等，并定期复查肝肾功能、血脂、血糖。

病例点评

中青年高血压临床特点为：① 缺乏典型症状；② 多数为轻度高血压，常无明显临床症状，体检发现高血压者比例高，临界高血压或 1 级高血压常见；③ 超重/肥胖、合并代谢异常比例高；④ 舒张压升高常见；⑤ 家庭血压监测比例低；⑥ 据调查显示其知晓率、治疗率和控制率比老年高血压更低；⑦ 治疗依从性差、血压控制率低。

中青年高血压病理生理特征：① 交感神经系统（SNS）的活性增加是中青年高血压的重要机制。早期血压升高常伴有心率升高（SNS 活化的生物标志）。在一项分析中，年龄<40 岁的高血压患者中有 64% 表现出 SNS 过度活跃，而年龄≥40 岁的患者中有 23% 表现出 SNS 过度活跃。② 肾素-血管紧张素系统（RAS）的激活对高血压的发生和发展至关重要，特别是在肥胖和代谢综合征患者中。

根据中青年高血压的这些病理生理学特征，β 受体阻滞剂对 SNS 的抑制作用，以及血管紧张素转换酶抑制剂（ACEI）或血管紧张素 II 受体拮抗剂（ARB）对 RAS 的抑制作用，可能有助于中青年高血压患者的血压控制。

对于无并发症的中青年高血压患者，降压目标为<140/90 mmHg；如能耐受，大多数患者可进一步降至<130/80 mmHg。对于合并糖尿病或心衰的患者，降压目标为<130/80 mmHg，或按照相关指南进行个体化管理。

该病例特点：① 42 岁中青年男性；② 有高血压家族史；③ 因"发现血压升高半年，控制不佳 1 周"入院，入院时血压 148/104 mmHg；④ 体型肥胖，BMI 30.4 kg/m²；⑤ 有吸烟史；⑥ 心率偏快，92 次/min；⑦ CCB+ARB 血压控制不佳，舒张压过高。

本例患者属于典型的中青年高血压，既往使用 CCB+ARB 联合治疗，血压控制不佳，且心率偏快，在进行药物治疗时，ACEI、ARB 可作为中青年高血压患者的初始用药。β 受体阻滞剂和 ACEI/ARB 可作为中青年高血压患者的首选；若心率>80 次/min，可优选 β 受体阻滞剂；若心率≤80 次/min 可优选 ACEI/ARB。在进行联合用药时，2—3 级高血压患者可首先进行两药联合，优选 ACEI/ARB 或 β 受体阻滞剂+CCB/噻嗪类利尿剂，或 ACEI/ARB+

β受体阻滞剂（优选复方制剂）。如果两药联合治疗后血压仍未达标，则可进行三药联合，如ACEI/ARB＋CCB＋噻嗪类利尿剂、ACEI/ARB＋β受体阻滞剂＋CCB，或 ACEI/ARB＋β受体阻滞剂＋噻嗪类利尿剂。

（徐少华）

高血压合并脑梗死诊治病例

病例简介

殷某,男,61岁,金陵船厂退休人员,因"反复头晕10余年,左侧肢体活动障碍1周"就诊。

现病史

患者10余年前无明显诱因下出现反复头昏,间歇性发作,无一过性黑矇及晕厥发作,无视物模糊、视物旋转,无口舌麻木。患者平素服用硝苯地平控释片30 mg、qd降压治疗,血压波动在(140—160)/(70—100) mmHg。1周前,患者出现左侧肢体活动不利,烦躁不安,凝视等情况。今日患者自觉头晕加重,伴双手颤抖,小便失禁,家属打120送入急诊,急诊测得血压170/98 mmHg,拟以"高血压病"收治入院。病程中患者无畏寒、发热、咳嗽、咳痰,无恶心、呕吐、腹痛、腹胀、便秘、黑便。患者食纳睡眠可,精神一般,大小便正常,体重近期无明显改变。

既往史

患者既往有高血压病史20余年,平日规律口服硝苯地平控释片30 mg、qd,血压控制不佳。患者有慢性脑梗死史,否认冠心病、糖尿病病史,无手术外伤史,无血制品输注史,无食物、药物过敏史,预防接种史不详。患者有吸烟史,吸烟40年,20支/d,未戒烟,偶饮酒。

家族史

患者否认家族性疾病史。

体格检查

体温36.5 ℃,脉搏78次/min,呼吸16次/min,血压170/98 mmHg。嗜睡状态,体型中等,双肺呼吸音稍粗,未闻及干、湿性啰音。HR 78次/min,律齐,无心包摩擦音,无异常血管征。腹膨,腹肌无紧张,无压痛,无反跳痛。双下肢无水肿。神经系统查体:左侧肢体肌力0级。

辅助检查

颅脑及胸部CT:右侧颞叶大片状稍高密度影伴脑沟变浅、模糊,建议MRI检查除外急性脑梗死可能;双侧额叶、基底节区及脑干多发脑梗死,部分软化灶可能,建议MRI检查;老年性脑改变。

血生化:葡萄糖7.91 mmol/L,肌酐62.9 μmol/L,总胆红素35.8 μmol/L,结合胆红素11.3 μmol/L,未结合胆红素24.5 μmol/L,白蛋白39.8 g/L,肌酸激酶211 U/L,总胆固醇5.50 mmol/L,甘油三酯1.08 mmol/L,高密度脂蛋白胆固醇1.49 mmol/L,低密度脂蛋白胆固醇3.73 mmol/L,脂蛋白a 213.1 mg/L,镁0.69 mmol/L,钾4.04 mmol/L,钠

130.9 mmol/L,碳酸氢根 19.70 mmol/L,糖化血红蛋白 5.2％,血浆纤维蛋白原 4.02 g/L。

十二导联心电图:窦性心律,大致正常心电图。

心脏彩超:EF 58％,IVS 13 mm,LVPW 12 mm,主动脉瓣、二尖瓣、三尖瓣轻度关闭不全,左室舒张功能减退。

颅脑 MR:右侧顶枕颞叶急性脑梗死,右侧大脑中动脉 M2 段局限闭塞,左侧大脑后动脉 P3 段局限性狭窄;双侧额叶、基底节区、丘脑、脑干慢性脑梗死;双侧侧脑室旁缺血性改变。

诊断

① 高血压病 2 级(很高危);② 急性脑梗死。

治疗方案

1. 急性期

一般处理:呼吸与吸氧、血压监测;专科治疗:抗血小板、他汀类药物、抗凝、改善脑血循环及神经保护等;积极预防和处理并发症等。

2. 恢复期治疗方案

① 调整降压方案,选用 CCB＋ARB 联合治疗,尽早使血压达标;② 早期康复治疗,最大限度地减轻功能残疾,改善预后;③ 加强生活方式干预,进行规范的二级预防。

病例点评

患者老年男性,高血压伴急性缺血性脑卒中,有吸烟史,血压长期控制不佳,合并血脂代谢异常,同时伴室间隔肥厚等情况。

急性脑卒中发生后,约 70％缺血性脑卒中患者在早期会因为应激反应、膀胱充盈、疼痛、低氧、颅内压增高等,血压短暂性升高。针对脑卒中早期是否应该立即降压、降压目标值、脑卒中后何时开始恢复原用降压药物及降压药物的选择等问题的研究进展不多。目前认为降血压的益处在于减轻脑水肿,减少出血性转化,预防进一步的血管损害,预防脑卒中复发。过度降血压降低缺血区血流灌注,扩大梗死面积,导致全脑低灌注或脑白质疏松。根据患者个体情况权衡降压方案是我们在进行降压治疗时需要考虑的问题。对于是否降压,一个非常重要的因素是不能使脑血流下降,以防止梗死面积扩大。

根据《中国高血压防治指南》(2018 年修订版)建议,急性缺血性卒中准备溶栓者血压应控制在＜180/110 mmHg。缺血性卒中后 24 小时内血压升高的患者应谨慎处理,应先处理紧张焦虑、疼痛、恶心、呕吐及颅内压升高等情况。若患者血压持续升高,SBP≥200 mmHg 或 DBP≥110 mmHg,或伴有严重心功能不全、主动脉夹层、高血压脑病,可选用拉贝洛尔、尼卡地平等静脉药物进行降压治疗,但应避免引起血压急剧快速下降。在急性卒中病情稳定后,若血压持续≥140/90 mmHg,且无禁忌证,可于起病数天后恢复使用发病前服用的降压药物或开始启动降压治疗。

该患者因"高血压合并急性脑梗死"入院,既往无心、肾、大血管等严重并发症。入院后,血压波动在(160—170)/(80—100)mmHg,考虑到脑梗死急性期应激因素的影响,并未进行积极降压治疗,而是在进一步观察病情进展的基础上,严密监测血压变化。待患者病情稳定出院后,给予 CCB+ARB 联合治疗,力争血压达标。系统评价结果表明抗高血压药物治疗能使卒中复发风险显著降低 22%。病情稳定的脑卒中患者,降压目标应达到<140/90 mmHg。颅内大动脉粥样硬化性狭窄(狭窄率 70%—99%)导致的缺血性卒中或短暂性脑缺血发作(TIA)患者,推荐血压达到<140/90 mmHg。该患者头颅 MRA 提示右侧大脑中动脉 M2 段局限闭塞,故在急性卒中病情稳定后积极控制血压,并规范二级预防,加用抗血小板及他汀药物。根据患者情况,目前属于 ASCVD 高危人群,LDL-C 目标值应低于 1.8 mmol/L 或/且较基线降幅超过 50%,以进一步降低脑血管事件复发风险。

(章海燕)

高血压合并冠心病诊治病例

病例简介

陈某,男,61岁,退休,生活规律,坚持运动,因"胸闷3天"入院。

现病史

患者3天前出现活动后胸闷,休息后稍缓解,无胸痛及放射痛,无黑矇、晕厥,未重视。患者因症状持续不缓解,遂至医院就诊,查心电图示窦性心动过速、V1—V6 ST段弓背向上抬高、T波高尖,TNI 0.12 ng/mL,拟"急性冠脉综合征"收治入院。

既往史

患者既往有高血压、糖尿病病史10余年,最高血压170/100 mmHg,服药治疗,控制不佳。患者否认肝炎、结核等传染病史,否认吸烟、饮酒。

家族史

患者父亲、母亲有高血压病史。

体格检查

BP 160/100 mmHg,身高172 cm,体重66 kg,BMI 22.31 kg/m²,两肺底可闻及少许湿性啰音,心界不大,HR 108次/min,各瓣膜听诊区未及明显病理性杂音,腹软,无压痛、反跳痛,双下肢不肿。

辅助检查

生化:TC 5.4 mmol/L,LDL-C 3.4 mmol/L,HDL-C 1.01 mmol/L,TG 2.1 mmol/L。

血糖:空腹11 mmol/L,餐后2小时16 mmol/L。

糖化血红蛋白:10.2%。

电解质:Na^+ 145.2 mmol/L,Cl^- 106.2 mmol/L。

NT-pro-BNP:1 000 pg/mL。

肝肾功能、凝血常规、血尿粪常规正常。

心脏超声:LAD 38 mm,IVS 13 mm,LVPW 13 mm,LVDd 56 mm,LVDs 40 mm,EF 45%,左室增大,室间隔及左室后壁增厚,左室收缩功能减退,轻度二尖瓣、三尖瓣反流。

心电图:窦性心动过速、V1—V6 ST段弓背向上抬高、T波高尖。

诊断

① 急性冠脉综合征;② Killip Ⅱ级;③ 高血压病2级(很高危);④ 2型糖尿病。

治疗方案

① 低盐、低脂、糖尿病饮食;② 抗血小板:拜阿司匹林300 mg、替格瑞洛180 mg 嚼服、

ST;拜阿司匹林 100 mg、qd,替格瑞洛 90 mg、bid;③ 降压治疗:沙库巴曲缬沙坦片 200 mg、qd;④ 调脂治疗:瑞舒伐他汀 10 mg、qn;⑤ 利尿:呋塞米 20 mg、bid,螺内酯 20 mg、bid;⑥ 控制心室率:伊伐布雷定 5 mg、bid,琥珀酸美托洛尔缓释片 23.75 mg、qd;⑦ 降糖:二甲双胍0.5 g、tid,利拉鲁肽 0.6 mg、qd;⑧ 择期冠脉造影显示:前降支全程斑块,近段 85% 狭窄,中段 75% 狭窄;回旋支全程斑块,近段 90% 狭窄,中段 80% 狭窄;右冠全程斑块,近段 80% 狭窄,远段 95% 狭窄。

随访

1 周后复查,血压 130/76 mmHg。生化:TC 5.0 mmol/L,LDL-C 2.0 mmol/L,HDL-C 0.98 mmol/L,TG 2.0 mmol/L。血糖:空腹 8 mmol/L,餐后 2 小时 11 mmol/L。NT-pro-BNP:300 pg/mL。心电图:窦性心律、HR 72 次/min、V1—V6 T 波倒置。

病例点评

高血压是冠心病最重要的危险因素之一,且两种疾病又常常并存。共病患者适宜的降压目标及优化降压策略是预防心血管事件再发的关键。高血压合并不同类型的冠心病,其心血管风险不同。针对急性冠脉综合征患者的 GRACE 研究发现,合并有高血压的冠心病患者死亡风险是血压正常者的 1.2 倍。此外,高血压合并冠心病同时合并糖尿病,发生心血管事件的风险增加 1.77 倍。因此,高血压合并冠心病应依据并存疾病进行心血管风险评估,决定降压时机、目标血压。《中国高血压防治指南》(2018 年修订版)建议血压≥140/90 mmHg 时启动药物降压治疗,目标值为<130/80 mmHg,而且舒张压不低于 60 mmHg。对于药物选择,我国 2022 年高血压合并冠心病患者血压管理专家共识推荐 ACS 患者应早期使用 β 受体阻滞剂和 RAS 阻滞剂,并在心肌梗死后长期服用作为二级预防;联合 β 受体阻滞剂和 RAS 阻滞剂后仍有左室功能不全的心肌梗死患者加用醛固酮受体拮抗剂。

该例患者特点:① 患者男性,61 岁;② 合并急性冠脉综合征和糖尿病;③ 血压升高 10 余年,控制不佳;④ 父亲、母亲有高血压病史;⑤ TNI 0.12 ng/mL,NT-pro-BNP 1 000 pg/mL;⑥ 心电图示窦性心动过速、V1—V6 ST 段弓背向上抬高、T 波高尖;⑦ LAD 38 mm,IVS 13 mm,LVPW 13 mm,LVDd 56 mm,LVDs 40 mm,EF 45%,左室增大,室间隔及左室后壁增厚,左室收缩功能减退,轻度二尖瓣、三尖瓣反流。该患者经过生活方式调整、饮食控制后,血压达标,空腹和餐后血糖明显下降;血脂仍未达标,予以加用依洛尤单抗进一步强化降血脂。并嘱患者监测血压、血糖、心率,坚持目前生活方式及用药,根据血压、血糖、心率的波动以及药物的不良反应进行治疗药物的调整。

(李秀珍)

高血压合并心衰的临床管理病例

病例简介

孙某,男性,28 岁,因"间断胸闷气喘 1 周"入院。

现病史

患者一周前无明显诱因出现胸闷、气喘,伴有心慌,自觉呼吸困难,间断加重,爬楼 3 层即不能耐受,休息后可稍有缓解,夜间曾出现阵发性呼吸困难,需端坐位方有缓解。时有咳嗽、咳痰症状,为单声咳,白天明显,第一口痰常为红色,而后白色泡沫痰,量渐多,今自觉症状渐加重,至医院急诊查心电图提示窦速,T 波改变;心脏彩超提示全心大,BNP 2 260 pg/mL,拟诊"心力衰竭"收住。

既往史

患者 6 年前体检发现高血压,未服药,未监测血压。患者否认其他病史。

家族史

患者母亲及其家族多人患高血压病。

体格检查

T 36.5 ℃,P 118 次/min,R 18 次/min,BP 200/130 mmHg,神志清,精神可,体型肥胖(117 kg,180 cm,BMI 36.1 kg/m²),颈软,无颈静脉怒张,肝颈静脉回流征阴性,两肺呼吸音粗,可闻及干、湿性啰音,HR 118 次/min,节律齐,各瓣膜听诊区未及病理性杂音,腹平软,双下肢水肿。

辅助检查

NT-proBNP 2 260 pg/dL。

血常规:WBC $11.15×10^9$/L,RBC $5.15×10^{12}$/L,PLT $266×10^9$/L,Hb 143.0 g/L。

肾功能电解质:BUN 5.16 mmol/L,Cr 113.0 μmol/L,尿酸 540 μmol/L,K^+ 4.22 mmol/L,Na^+ 146.4 mmol/L。

生化:ALT 28 U/L,AST 20 U/L,白蛋白 38.3 g/L,LDH 261 IU/L,LDL-C 2.23 mmol/L,空腹血糖 4.6 mmol/L,餐后 2 小时血糖 7.7 mmol/L。

心电图:窦性心动过速,T 波改变。

血压:动态血压监测提示 24 小时平均血压 171/102 mmHg,白天平均血压 172/103 mmHg,夜间平均血压 169/99 mmHg,血压昼夜节律下降,非杓型血压,血压晨峰 57 mmHg。

心脏彩超:LVDd 62 mm,LVDs 49 mm,IVS 15 mm,LVPW 13 mm,EF 41%,全心大,心功能不全。

其他:甲功基本正常。

其他:卧立位肾素、血管紧张素、醛固酮基本正常。儿茶酚胺基本正常。肾脏超声、肾动脉 CTA、肾上腺 MRI 无异常。冠脉 CTA 未见明显冠脉狭窄。尿微量白蛋白 48.7 mg/L。

诊断

① 高血压性心脏病:高血压病 3 级(很高危)、心功能不全、心功能Ⅲ级;② 肾功能不全;③ 高尿酸血症;④ 重度肥胖。

治疗方案

	第1天	第2天	第5天	第6天	第7天	第9天
血压/mmHg	199/130	183/126	160/105	158/105	160/100	145/95
心率/(次/min)	110	85	82	84	87	72
用药	托拉塞米 20 mg iv 氨氯地平 5 mg 培哚普利 8 mg	托拉塞米 20 mg iv qd 螺内酯 20 mg tid 氨氯地平 5 mg bid 培哚普利 8 mg qd	呋塞米 20 mg qd 螺内酯 20 mg bid 氨氯地平 5 mg bid	呋塞米 20 mg qd 螺内酯 20 mg bid 氨氯地平 5 mg bid 沙库巴曲缬沙坦 100 mg bid	螺内酯 20 mg qd 氨氯地平 5 mg bid 沙库巴曲缬沙坦 100 mg bid 比索洛尔 5 mg qd	螺内酯 20 mg qd 氨氯地平 5 mg bid 沙库巴曲缬沙坦 200 mg bid 比索洛尔 5 mg qd (出院带药)

出院情况

体征:BP 145/95 mmHg,HR 72 次/min。

出院带药:螺内酯 20 mg、qd,氨氯地平 5 mg、bid,沙库巴曲缬沙坦 200 mg、bid,比索洛尔 5 mg、qd。

随访

8 个月后随访 BP 128/76 mmHg,HR 68 次/min。心脏超声:LVDd 58 mm,IVS 14 mm,EF 48%。

病例点评

该临床病例的特点:① 青年男性患者,胸闷气喘 1 周入院;② 6 年前体检发现高血压,未服药,未监测血压;③ 高血压家族史,母亲及其家族中多人患有高血压病;④ 体型肥胖,初次就诊就表现心功能不全症状,相关检查排除了继发性高血压,排除了其他原因引起的心功能不全,考虑高血压性心脏病;⑤ 住院期间的用药,不仅仅针对高血压患者的血压控制达标,还关注了高血压合并心衰患者的长期预后;⑥ 心脏超声提示心脏结构病变,服药后复查超声,结果较前改善。

全球心力衰竭患者的数量已高达 5 000 万,我国最新的心衰流行病学调查结果显示,在我国≥35 岁居民中,心衰的患病率为 1.3%,即约有 1 370 万心衰患者。高血压是心衰发生的最主要的原因之一,中国心衰中心研究表明,高血压是住院的心力衰竭患者的最常见病因,约占 57.2%。国外 14 年的随访研究数据表明,高血压患者发生心力衰竭的风险是血压正常者的 2—3 倍;随着血压水平从低到高,心衰的发生率也逐渐增高;收缩压每升高 20 mmHg,心衰风险增加 56%;从临床疾病的整个心血管事件链来分析,高血压为早期危险因素,可最终导致心力衰竭、终末期心脏病和死亡。因此,尽早对心血管事件链的各个环节进行干预,可阻断或延缓心血管事件发生、发展。

《2018 中国心力衰竭诊断和治疗指南》也做出强调:高血压是心衰早期(阶段 A,前心衰阶段)干预的关键时机,应尽早控制高血压以预防心衰,这一时期的治疗目标就是强调降压,拮抗 RAS 系统和交感系统以预防心脏重构及心力衰竭的发生。在前临床心衰阶段(阶段 B),心脏已发生病理性重构,治疗应延缓心脏重构、防止心脏病的进展及不良心血管事件发生。临床心衰阶段(阶段 C)强调继续延缓心室重塑的进展,改善症状,提高生活质量,降低致残率、住院率及死亡率。到了难治性终末期心衰阶段(阶段 D),主要纠正血流动力学紊乱,改善心衰症状,延长患者生命,有指征的可接受心脏移植。

荟萃分析显示:降压治疗后,随着收缩压、舒张压和脉压的下降,脑卒中、冠心病、心血管死亡以及全因死亡都显著下降,其中心衰的发生率降低更为明显;收缩压每下降 10 mmHg,心衰风险降低 27%,收缩压降至 120—129 mmHg,心衰风险降低最为明显,血压值和心衰患者预后之间似乎存在反向的 J 型曲线。《中国高血压防治指南》(2018 年修订版)指出:对于高血压合并心衰的患者,推荐的降压目标为<130/80 mmHg。而 2020ISH 高血压指南指出:高血压的治疗对降低早期心衰和心衰住院的风险有重要影响,如果血压≥140/90 mmHg,应进行降压治疗,降压目标为<130/80 mmHg,但>120/70 mmHg,提出了降压目标的低值。

《中国高血压防治指南》(2018 年修订版)提示:高血压合并慢性 HFrEF 首先推荐应用 ACEI(不能耐受者可使用 ARB)、β 受体阻滞剂和醛固酮受体拮抗剂;如仍未能控制高血压,推荐应用氨氯地平、非洛地平。2020 ISH 高血压指南指出:ARNI 可作为 HFrEF 及高血压患者 ACEI 或 ARBs 的替代品,也可用于 HFpEF 患者的治疗。

该例患者,青年男性,高血压病史 6 年余,胸闷气喘入院,EF41%,诊断高血压合并心衰 HFrEF,处于临床心衰阶段。此时治疗目标不仅仅强调降压,还需延缓心室重塑的进展,改善症状,提高生活质量,降低致残率、住院率及死亡率。因此,建议该患者选择 ACEI/ARB/ARNI+β 受体阻滞剂+MRA;如血压控制不满意,可选用氨氯地平或非洛地平协助降压。该患者最初以利尿剂先静脉后口服减轻心衰症状,同时加用 ACEI 联合 CCB 氨氯地平,因目前 ARNI 在心衰治疗上的优势,将 ACEI 培哚普利 8 mg 更换为沙库巴曲缬沙坦,此时血压控制仍然不满意,但心衰症状得到控制,达到干体重,停用利尿剂,此时加用比索洛尔(高

选择性 β_1 受体阻滞剂），降压、控制心率同时长期改善心衰预后。8 个月后随访，血压、心率控制较为理想，并且复查心脏超声显示结构改善。

（郭守玉）

高血压合并肾功能不全诊治病例

病例简介

患者,女,72岁,因"确诊高血压10余年"复诊。

现病史

患者于10余年前无明显诱因出现头昏头晕,无视物旋转,无一过性黑矇,无耳鸣,无心慌、胸闷,无胸痛,当时至医院就诊,测血压高达180/100 mmHg,经相关检查后诊断为原发性高血压病3级,予以降压治疗后症状缓解,后间断口服降压药物,未正规监测血压,具体血压控制情况不详。患者目前口服非洛地平缓释片(波依定)5 mg、qd,氯沙坦氢氯噻嗪62.5 mg、qd,近几日感足趾关节疼痛,双下肢轻度水肿,偶有气短乏力,故来院复诊。

既往史

患者有糖尿病病史10余年,目前皮下注射诺和锐30R早20 IU、晚20 IU,利拉鲁肽1.8 mg,联合口服阿卡波糖0.1 g、tid,二甲双胍片0.25 g、bid降糖,平时空腹血糖多在5—7 mmol/L,餐后2小时血糖多在10—12 mmol/L。患者否认冠心病、慢性支气管炎、甲状腺功能亢进、肝炎、胰腺炎等疾病史。患者喜荤食、甜食、缺少运动,否认烟酒嗜好。

家族史

患者否认家族性慢性病及遗传性疾病史。

体格检查

身高164 cm,体重80 kg,BMI 29.8 kg/m^2,T 36.4 ℃,P 86次/min,R 18次/min,BP 139/87 mmHg,神清,精神尚可,心肺听诊未及明显异常,腹部平软,无压痛、反跳痛,肠鸣音正常,四肢肌力及肌张力正常,双侧足背动脉搏动可及,四肢末端针刺觉减弱,双下肢轻度水肿。

辅助检查

肝功能:正常。

电解质:尿素13.04 mmol/L,肌酐134.5 μmol/L,尿酸628 μmol/L,钾3.9 mmol/L,钠98.6 mmol/L;eGFR 45.07 mL/min。

血脂:总胆固醇5.58 mmol/L,甘油三酯1.51 mmol/L,高密度脂蛋白胆固醇1.01 mmol/L,低密度脂蛋白胆固醇4.11 mmol/L。

尿常规:尿隐血+、尿蛋白3+、葡萄糖4+。

十二导联心电图:窦性心律,大致正常心电图。

颈部血管超声:左侧颈总动脉内中膜不均匀增厚;左侧颈总动脉分叉处斑块形成(单发)。

心脏超声:EF 64%,左室壁增厚;主动脉瓣、二尖瓣、三尖瓣轻度关闭不全;左室舒张功能轻度减退。

诊断

① 高血压病 3 级(很高危);② 2 型糖尿病;③ 慢性肾脏病 3 期;④ 高脂血症;⑤ 痛风。

治疗方案

① 生活方式改善,包括控制饮食(低盐、低脂、糖尿病饮食)、适量运动、减轻体重;② 降压治疗:硝苯地平控释片 30 mg,bid,氯沙坦 100 mg,qd,盐酸阿罗洛尔片 10 mg,bid;③ 降糖治疗:诺和锐 30 R 早 24 IU、晚 20 IU,利拉鲁肽 1.2 mg,达格列净片 1 片,qd;④ 改善肾功能:复方酮酸片(开同)3.15 g,bid;⑤ 调节血脂、稳定斑块:瑞舒伐他汀钙片 10 mg,qn,依折麦布10 mg,qd;⑥ 抗血小板聚集:氯吡格雷 75 mg,qd。

病例点评

《中国高血压防治指南》(2018 年修订版)指出,当 CKD 合并高血压患者 SBP≥140 mmHg或DBP≥90 mmHg 时,应立即启动药物降压治疗。降压治疗的靶目标在白蛋白尿＜30 mg/d 时为＜140/90 mmHg,在白蛋白尿 30—300 mg/d 或更高时为＜130/80 mmHg,对存在蛋白尿的患者亦推荐更严格的 130/80 mmHg 的降压目标。

ACEI/ARB、CCB、α 受体阻滞剂、β 受体阻滞剂、利尿剂都可以作为高血压合并慢性CKD 的初始选择药物。ACEI/ARB 不仅具有降压作用,还能降低蛋白尿、延缓肾功能的减退,改善 CKD 患者的肾脏预后。指南指出,CKD 合并高血压患者的初始降压治疗应包括一种 ACEI(Ⅱa)或 ARB(Ⅱb),单独或联合其他降压药。但应注意,当用药后血肌酐较基础值升高＜30% 时仍可谨慎使用,超过 30% 时可考虑减量或停药(肌酐＞265.2 μmol/L 使用时需谨慎,应定期监测血肌酐及血钾水平)。

二氢吡啶类和非二氢吡啶类 CCB 都可以应用,其肾脏保护能力主要依赖其降压作用。

eGFR＞30 mL/(min·1.73 m²)(CKD 1—3 期)患者,噻嗪类利尿剂有效;eGFR＜30 mL/(min·1.73 m²)(CKD 4—5 期)患者可用襻利尿剂。利尿剂应低剂量,利尿过快可导致血容量不足,出现低血压或 eGFR 下降。

β 受体阻滞剂可以对抗交感神经系统的过度激活而发挥降压作用,α-β 受体双阻滞剂具有较好的优势,发挥心肾保护作用,可应用于不同时期 CKD 患者的降压治疗。

该病例为老年女性患者,高血压病史多年,同时合并糖尿病、慢性肾功能不全、脂质代谢异常等临床疾病,平素生活方式管理欠佳,有嗜甜食及油腻食物的习惯。尿常规提示蛋白3+,尿糖 4+。糖尿病被称为冠心病的等危症,而蛋白尿是 CKD 患者肾功能减退及 CVD死亡的重要危险因素,故该患者属于心血管极高危人群。

在该患者的降压方案中,我们选用了 CCB 联合 ARB 及 α-β 受体双阻滞剂这样的组合,力争让患者血压早日达标,控制在＜130/80 mmHg 的目标值以下。CCB 类药物,我们选用了降压效果比较强效的硝苯地平控释片,选用氯沙坦是因为氯沙坦不仅能降压、能延缓糖尿病肾病导致的蛋白尿、延缓肾功能的进展,同时还有轻度降低尿酸的作用。α-β 受体双阻滞剂阿罗洛尔不仅可以阻滞心脏 β_1 受体，还可阻滞肾小球旁细胞 β_1 受体，对具有肾功能不全的高血压患者比较适合。另外，因为阿罗洛尔对 α_1 受体具有阻滞作用，协同降压，同时减少或消除由于 β 受体阻断而导致的糖、脂代谢异常，对于这类同时合并糖、脂代谢异常的高血压患者较为适合。此外，在治疗方案中，我们选用了达格列净作为 SGLT2 抑制剂的代表药物，达格列净通过促进葡萄糖的排出，降低肾小球囊内压，可以和 ARB 起到协同降压作用，保护肾功能，进一步降低未来心血管事件的发生率。

（章海燕）

高血压伴糖尿病诊治病例

病例简介

刘某,男,41 岁,销售,经常出差应酬,因"发现血压升高 2 年,头昏 3 天"入院。

现病史

患者 2 年前体检时发现血压升高,最高 160/90 mmHg 左右,患者无任何特殊不适症状,因经常出差应酬,工作较忙,未引起重视,未治疗。患者 3 天前开始出现头昏症状,无头疼,无视物模糊旋转,无行走不稳,无胸闷、胸痛、心悸、气喘,在家休息无缓解,至医院门诊,测血压 180/115 mmHg,拟以"高血压病"收治入院。

既往史

患者自诉既往体检时发现血脂偏高(具体不详),未用药,否认其他慢性病史,否认肝炎、结核等传染病史。患者不吸烟,5 年来因应酬经常饮酒,每周 1—2 次,每次 250 g 酒精。

家族史

患者父亲有高血压病史。

体格检查

BP 185/115 mmHg,体型中等,两肺呼吸音清,未及明显干、湿性啰音,心界不大,HR 78 次/min,各瓣膜听诊区未及明显病理性杂音,腹软,无压痛、反跳痛,双下肢不肿。体重 75 kg,身高 175 cm,BMI 24.5 kg/m^2。

辅助检查

生化:谷草转氨酶 59 U/L,谷丙转氨酶 72 U/L,TC 5.89 mmol/L,TG 9.66 mmol/L,LDL-C 1.76 mmol/L。

血糖:空腹血糖 10.8 mmol/L,餐后 2 小时血糖 13.1 mmol/L。

糖化血红蛋白:9.5%。

尿常规:尿葡萄糖(++),尿酮体(一)。

肾功能、凝血常规、血常规、粪常规正常。

心脏超声:LAD 40 mm,IVS 13 mm,LVPW 11 mm,室间隔增厚,左室舒张功能减退,轻度二尖瓣、三尖瓣反流。

心电图:窦性心律。

颈动脉超声:双侧颈总动脉、颈内动脉、颈外动脉未见明显异常声像及血流。

磁共振:头颅磁共振未见明显异常。

诊断

① 高血压病 3 级(高危);② 2 型糖尿病;③ 高甘油三酯型高脂血症。

治疗方案

① 低盐、低脂、糖尿病饮食,规律运动,减重,限酒;② 降压治疗:奥美沙坦氨氯地平 25 mg、qd,吲达帕胺 1.5 mg、qd;③ 降血糖治疗:达格列净 10 mg、qd,二甲双胍 0.5 g、bid;④ 调脂治疗:非诺贝特 200 mg、qd;⑤ 监测血压、血糖,1 个月后复查肝肾功能、血脂。

随访

1 个月后门诊复查,BP 130/80 mmHg,HR 75 次/min,空腹血糖 5.7 mmol/L,餐后 2 小时血糖 8.2 mmol/L,无低血糖症状,血脂 TC 3.16 mmol/L,LDL-C 1.58 mmol/L,TG 1.73 mmol/L,肝、肾功能正常,肌酸激酶正常,尿常规正常。考虑患者血脂达标,停用非诺贝特,其余药物继续服用。3 个月后门诊复查,BP 125/75 mmHg,HR 77 次/min,血脂、血糖达标,糖化血红蛋白 6.7%。嘱其继续坚持该治疗方案,继续低盐、低脂、糖尿病饮食,锻炼身体,监测血压、血糖,定期复查肝肾功能、血脂。

病例点评

我国成人高血压患病人数约 2.45 亿,成人糖尿病患病人数约 1.3 亿,糖尿病和高血压互为危险因素,均使对方的患病风险增加 1.5—2.0 倍,TIDE 研究结果表明,我国成人糖尿病患者中高血压患病率为 45.2%,显著高于非糖尿病患者的高血压患病率(29.8%),高血压患者中糖尿病患病率为 17.4%,显著高于非高血压患者的糖尿病患病率(10.1%)。

高血压合并糖尿病无论男女,心血管死亡风险都明显高于单发高血压或单发糖尿病者。我国高血压防治指南建议糖尿病患者的降压目标为 130/80 mmHg,老年或伴严重冠心病患者,宜采取更宽松的降压目标值 140/90 mmHg。对于新诊断、年轻、无严重并发症或合并症的 T2DM 患者,建议及早严格控制血糖,以降低糖尿病并发症的发生风险。糖尿病患者胰岛素抵抗导致脂肪分解增加,游离脂肪酸释放增加,使肝脏产生富含甘油三酯(TG)的极低密度脂蛋白(VLDL)颗粒增多,产生高 TG。TG 升高是心血管疾病的独立危险因素,对于心血管疾病高危患者,血脂检测 TG≥5.6 mmol/L,在强化生活方式干预同时立即启动降 TG治疗,推荐使用非诺贝特或 Ω-3 脂肪酸,至 TG 达标<1.7 mmol/L。

本例患者病例特点:① 41 岁中年男性;② 有高血压家族史;③ 血压 185/115 mmHg;④ TG 9.66 mmol/L;⑤ 心脏超声:IVS 13 mm,室间隔增厚,左室舒张功能减退。根据高血压患者 ASCVD 危险分层评估该患者为高血压病高危,预计 10 年心血管事件发生风险≥10%。高血压合并糖尿病患者生活方式干预应贯穿于治疗的始终,生活方式干预不仅有降压的作用,还能改善血糖、体重和血脂等心血管危险因素,并降低心血管事件的发生风险。该患者降压目标为<130/80 mmHg,糖尿病患者血压不易控制,ACEI、ARB、二氢吡啶类CCB 和噻嗪类利尿剂为合并糖尿病的高血压患者的一线抗高血压药,对于血压≥160/100 mmHg 的高危患者应起始联合降压药物治疗,优选单片固定复方制剂。近年来临床研究证实钠-葡萄糖协同转运蛋白 2 抑制剂(SGLT2i)能显著改善心血管和肾脏结局的临床获

益,且安全性良好,建议 T2DM 合并 ASCVD 或心血管高危、极高危的患者应首先应用 GLP-1 RA 或 SGLT2i 治疗,如果已经使用二甲双胍应加用 GLP-1 RA 或 SGLT2i 类药物。

本例 ASCVD 高危高血压伴糖尿病患者,在强化生活方式干预同时服用单片复方制剂奥美沙坦氨氯地平 25 mg、qd+吲达帕胺 1.5 mg、qd 控制血压,1 个月后随访血压控制良好。根据指南建议服用达格列净 10 mg、qd+二甲双胍 0.5 g、bid 控制血糖达标,服用非诺贝特 1 个月后 TG 达标,未出现肝功能异常、肌酸激酶升高、肌痛等不良反应,暂停服用非诺贝特。考虑患者 LDL-C 1.58 mmol/L 且无明确 ASCVD 证据,暂不予他汀调脂治疗,嘱患者坚持目前生活方式及用药,根据血压、血糖的波动以及药物的不良反应进行治疗药物的调整,定期复查血脂、血糖。

（邱　敏）

高血压合并代谢综合征诊治病例

病例简介

章某,男性,40岁,因"反复头昏头痛2年余,加重1周"入院。

现病史

患者大约2年前开始时常出现头昏、头痛,多次测血压偏高,休息后症状缓解,血压恢复,未予重视,未就诊。近1周,患者工作劳累,频繁熬夜加班,自觉头昏、头痛症状持续且较之前明显,伴有眼球胀痛,无恶心、呕吐,无视物旋转,无肢体麻木或活动障碍,休息不能缓解。患者今就诊查体血压明显增高,拟诊"高血压病"收住院。

既往史

患者2年前体检发现高血压,未服药,未监测血压。患者否认其他病史。

家族史

患者父亲及伯父、姑姑多人患高血压病。

体格检查

T 36.6 ℃,P 116次/min,R 18次/min,BP 166/121 mmHg,神志清,精神可,体型肥胖(体重109 kg,身高178 cm,腰围102 cm,BMI 34.4 kg/m²),颈软,无颈静脉怒张,肝颈静脉回流征阴性,两肺呼吸音粗,未闻及干、湿性啰音,HR 116次/min,节律齐,各瓣膜听诊区未及病理性杂音,腹平软,双下肢无水肿。

辅助检查

血常规:WBC $7.32×10^9$/L,RBC $5.15×10^{12}$/L,PLT $228×10^9$/L,Hb 147.0 g/L。

肾功能电解质:BUN 5.34 mmol/L,Cr 81.0 μmol/L,尿酸 465 μmol/L,K^+ 4.31 mmol/L,Na^+ 147.3 mmol/L。

生化:ALT 27 U/L,AST 19 U/L,白蛋白 39.3 g/L,甘油三酯 2.86 mmol/L,LDL-C 4.48 mmol/L。

血糖:空腹血糖 6.7 mmol/L,餐后2小时血糖 7.9 mmol/L。

心电图:窦性心动过速,T波改变。

超声:颈动脉超声提示内膜增厚,右颈总动脉膨大处可见斑块。

心脏彩超:LVDd 52 mm,LVDs 49 mm,IVS 13 mm,LVPW 12 mm,EF 61%。

其他:卧立位肾素、血管紧张素、醛固酮基本正常;儿茶酚胺基本正常;肾脏超声、肾动脉CTA、肾上腺MRI无异常;冠脉CTA未见明显冠脉狭窄;尿微量白蛋白 48.1 mg/L。

诊断

① 高血压病 3 级(极高危);② 糖耐量异常;③ 血脂异常;④ 肥胖。

治疗方案

① 治疗性生活方式干预:低盐、低脂糖尿病饮食,控制钠盐及总热量摄入;健身,有氧运动,每周游泳 5—7 次,每次 1 500 m;调整睡眠,生活规律。② 药物:奥美沙坦氨氯地平 25 mg、qd,阿罗洛尔 10 mg、bid,阿托伐他汀 20 mg、qn。

随访

3 个月后随访,体重 88 kg,BMI 27.8 kg/m²,BP 124/72 mmHg,两肺呼吸音粗,未闻及干、湿性啰音,HR 76 次/min,节律齐,各瓣膜听诊区未及病理性杂音,腹平软,双下肢无水肿。LDL-C 2.23 mmol/L,空腹血糖 4.8 mmol/L,餐后 2 小时血糖 7.2 mmol/L。

病例点评

本病例的临床特点:① 青年男性患者,"反复头昏头痛 2 年余,加重一周"就诊;② 既往高血压病史 2 年,未服药;高血压病家族史,父亲及伯父、姑妈多人有高血压病史;③ 合并肥胖,BMI 34.4 kg/m²;合并血脂异常,颈动脉内膜增厚,需要降脂、抗动脉硬化治疗;合并血糖异常,糖耐量减低;综合考虑合并代谢综合征;④ 患者初诊后增加兼有 α 受体阻滞作用的 β 受体阻滞剂服用,协助降压同时对抗交感神经的过度激活;⑤ 该患者最明显的特点是初诊后注重生活方式的改善,规律饮食、运动,体重减轻,整体改善了身体代谢状态,血压和各项指标也得到了改善。

我国成人代谢综合征诊断标准如下:腰围男性≥90 cm,女性≥85 cm;血压≥130/85 mmHg,或有高血压病史;甘油三酯≥1.7 mmol/L,高密度脂蛋白胆固醇<1.04 mmol/L;空腹血糖≥6.1 mmol/L,糖负荷 2 小时血糖≥7.8 mmol/L,或有糖尿病史。满足上述 3 项者即可作出诊断。该患者患有高血压伴肥胖、血糖异常、血脂异常等代谢异常,考虑为代谢综合征,患者常常有多个危险因素和靶器官损伤的聚集。

高血压和代谢综合征都是由环境和遗传两种因素共同作用的结果,其中内皮功能不良是病理生理的中心,胰岛素抵抗为其特征。胰岛素抵抗参与到高血压和代谢综合征发生发展的各个环节。同时,在这些疾病的发生发展过程中,肾素-血管紧张素-醛固酮系统(RAAS)发挥着重要作用。多项研究已经证明,RAAS 激活和胰岛素抵抗是相互促进的恶性循环。在代谢综合征的发生发展过程中,这二者相互作用,共同促进代谢综合征的各个组分的发生和进展。原则上,代谢综合征需要早期干预,综合达标,以尽可能减少心、脑、肾等靶器官损害以及降低心血管事件风险。

国内某人群研究显示,适当增加运动可降低代谢综合征风险 10%—20%。《中国高血压防治指南》(2018 年修订版)指出,健康膳食和合理运动甚为重要和有效。血压≥140/90 mmHg 的糖尿病患者,应在非药物治疗基础上立即开始药物治疗。推荐 ACEI 和 ARB 优先应用,尤适用于伴糖尿病或肥胖患者;也可应用二氢吡啶类 CCB;伴心功能不全及冠心病者,可应用噻嗪类利尿剂和 β 受体阻滞剂。

该病例男性,40 岁,有高血压病家族史,2 年前发现血压增高,未服用降压药物,此次因头昏、头痛就诊,测血压 166/121 mmHg、心率 116 次/min 明显增高,合并有甘油三酯 2.86 mmol/L,LDL-C 4.48 mmol/L,空腹血糖 6.7 mmol/L,餐后 2 小时血糖 7.9 mmol/L。所以该病例考虑代谢综合征,治疗目标上首先要降压达标,同时兼顾各组分的达标。因而应尽早开始治疗性生活方式干预,在此基础上启动药物治疗。考虑患者的血压水平,选择以 ARB 为基础的联合治疗。该病例的另一个特点是心率偏快,肥胖,在选择 β 受体阻滞剂的时候,优选兼有 α 受体阻滞作用的 $β_1$ 受体阻滞剂阿罗洛尔,协助降压的同时控制心率。第 3 个特点,就是对患者生活方式的干预,考虑有家族史,在充分健康教育的基础上,患者能够认识到目前身体状态存在很多风险,能够接受并坚持运动。3 个月后的随访结果:体重明显减轻,血压控制明显改善,心率基本在理想范围,危险因素也得到控制,降低了心血管事件发生的风险。

(郭守玉)

难治性高血压病例

病例简介

郭某,男,52岁,中年男性,因"血压升高5年余,加重2天"入院。

现病史

患者5年前体检时发现血压高达176/110 mmHg,其后多次在医院门诊和家中自测血压,血压最高可达184/110 mmHg,拟诊"高血压病3级"后患者即开始服药,口服缬沙坦氨氯地平、美托洛尔治疗,用药后血压收缩压控制在140—150 mmHg,舒张压在80—90 mmHg。5年来,患者血压逐步增高,门诊调整用药后血压仍控制不佳。2天前,患者来医院高血压门诊就诊时发现其血压高达182/110 mmHg,为进一步诊治,拟诊"高血压病3级"收治入院。患者自发病以来无头痛、头晕,无昏迷及视物不清,患者无发热、畏寒,无胸痛、胸闷及心悸等,无咳嗽、咳痰等,大小便正常,食欲及睡眠可,近期体重无明显改变。

既往史

患者平素身体一般,患高血压病3级5年余,目前服用苯磺酸氨氯地平5 mg、qd,厄贝沙坦氢氯噻嗪片1片、qd,盐酸阿罗洛尔片10 mg、bid,瑞舒伐他汀10 mg、qn,平时血压控制不佳。患者否认肝炎、结核等传染病史,吸烟20年,平均60支/d,戒烟1年,无饮酒嗜好,但平日偶有饮酒。患者否认其他手术及外伤病史。

家族史

患者家族有高血压疾病史,否认其他家族性遗传性疾病病史。

体格检查

T 36.5 ℃,P 78次/min,R 20次/min,BP 154/98 mmHg,体型肥胖,神志清晰,自主体位,查体合作,正常面容,双侧眼睑无水肿,伸舌居中,双侧颈动脉搏动正常,颈静脉无怒张,心肺听诊未见明显异常。腹软,双下肢无水肿,双侧肢体肌力及肌张力正常。身高175 cm,体重109 kg,腹围103 cm,BMI 35.6 kg/m²。

辅助检查

生化:谷草转氨酶27.9 U/L,谷丙转氨酶29 U/L,白蛋白41.2 g/L。TC 3.35 mmol/L,TG 4.21 mmol/L,HDL-C 0.82 mmol/L,LDL-C 1.22 mmol/L,脂蛋白a 100.4 mg/L;糖化血红蛋白7.3%。

肾功能:尿素8.55 mmol/L,肌酐149 μmol/L,尿酸489 μmol/L,胱抑素C 1.84 mg/L,葡萄糖8.44 mmol/L。

尿常规:大致正常。

血常规:大致正常。

心肌酶谱、凝血常规、粪常规、甲状腺功能、BNP 正常。

心脏超声：左房增大，左室壁增厚（室间隔 14 mm，左室后壁 12 mm），EF 60％，左室舒张功能轻度减退。

心电图：窦性心律，部分导联 ST－T 变化。

颈动脉超声：左侧颈总动脉分叉处斑块（单发）。

肾脏超声：双肾实质回声增强、双肾囊肿。

肾动脉超声：双肾动脉未见明显异常，肾上腺无明显结节。

颅脑 MRI＋MRA：双侧额顶针缺血性改变，右侧大脑后动脉远端轻度狭窄。

呼吸睡眠监测：未见明显呼吸暂停及低氧低通气。

诊断

① 高血压病 3 级（很高危）；② 慢性肾脏病 3 期；③ 脑血管供血不足，脑动脉狭窄；④ 2 型糖尿病；⑤ 代谢综合征。

治疗方案

① 低盐、低脂、糖尿病、低嘌呤饮食，规律运动，减重，戒烟限酒；② 降压治疗：培哚普利氨氯地平片（Ⅲ）15 mg、qd，吲达帕胺缓释片 1.5 mg、qd，盐酸阿罗洛尔片 10 mg、bid；③ 降脂治疗：瑞舒伐他汀钙片 10 mg、qn；④ 抗血小板治疗：氯吡格雷 75 mg、qd；⑤ 肾脏保护治疗：复方 α-酮酸片 1.89 g、tid，建议行肾小球滤过率检查；⑥ 降糖治疗：利拉鲁肽皮下注射、qd，二甲双胍 0.5 g、tid；⑦ 监测血压、肾功能，门诊调整用药。

随访

1 个月后复查，BP 140/80 mmHg，Hr 66 次/min，血糖正常，尿常规基本正常，血脂达标，肌酐 142 μmol/L。体重 106 kg，BMI 34.6 kg/m²。

病例点评

随着人口老龄化及生活水平的提高，难治性高血压发病率逐渐增加，研究显示难治性高血压占高血压药物治疗患者的 5％—30％。根据《中国高血压防治指南》（2018 年修订版）、2020 ISH 国际高血压实践指南及 2021WHO 成人高血压防治药物治疗指南及难治性高血压指南建议，目前中国难治性高血压定义为：在改善生活方式的基础上应用了可耐受的足够剂量且合理的 3 种降压药物（包括一种噻嗪类利尿剂）至少 4 周，诊室和诊室外（包括家庭自测血压和动态血压监测）血压仍未达标，或使用≥4 种药物才能使血压达标，称为难治性高血压。高血压本身是最重要的心血管疾病危险因素之一，与普通高血压患者相比，难治性高血压患者的靶器官损害风险更高、预后更差，需要临床医生的高度重视。

难治性高血压，实际上是高血压管理中的一种特殊状态，而不是一种特殊疾病。寻找高血压不达标的原因可能是难治性高血压防治的核心。根据美国 AHA、加拿大难治性高血压指南及《中国高血压防治指南》（2018 年修订版）建议，难治性高血压可大致分为 3 种临床状态：① 真正难治性高血压；② 假性难治性高血压，即药物依从性差、白大衣效应或治疗惰性等原因导致的患者血压不能达标；③ 表观难治性高血压，包括真正难治性高血压和假性难治性高血压,临床难以区分或明确。本例患者为中年男性,合并高血压病史 5 年,近期血压控制不佳,目前已使用 4 种降压药物,包括厄贝沙坦氢氯噻嗪、氨氯地平、美托洛尔,血压仍控制不佳,已进入难治性高血压临床状态,极易发生各种心血管并发症,需高度关注、逐步评估、抽丝剥茧,寻求患者血压难以达标的病因,制定更合理有效的治疗方案。

该患者病例特点为:中年男性,重度肥胖,规律使用 4 种降压药物血压控制不佳,动态血压监测全天血压偏高,暂时不考虑白大衣性高血压、药物依从性差及血压监测方法不佳等导致的假性难治性高血压。从患者病例特点及辅助检查结果分析,患者有真性难治性高血压的高危因素,即肥胖、过量饮酒、慢性肾脏病、血糖异常、代谢综合征等,排除肾上腺腺瘤、大动脉狭窄、脑垂体肿瘤及 OSAS 导致继发性血压增高可能,但患者仍需进一步排除继发性肾实质性高血压,可考虑行相关抗体检测、肾脏活检等明确。

本例患者在进行难治性高血压诊断评估后,根据指南建议予以一般治疗,建议患者戒烟、戒酒、低盐、低脂、糖尿病、低嘌呤饮食,加强体育锻炼,进行减重治疗。高血压药物选择根据指南采用 ACEI+CCB+利尿剂基本方案,加用兼具 α、β 受体阻断作用的阿罗洛尔加强降压疗效,建议患者定期随访,必要时加用其他降压药物。患者合并重度肥胖,根据肥胖相关性高血压管理的中国专家共识建议,体重应在 6 个月内下降达 5%,严重肥胖者(BMI>35 kg/m²)减重应更严格,应使 BMI 减至 28 kg/m² 以下,远期目标为 24 kg/m²。根据患者代谢状态,考虑加用 GLP-1 激动剂及二甲双胍降糖、减轻体重,从而逆转肥胖导致的难治性高血压;如体重控制不佳可考虑药物及手术治疗。

肾实质损伤、肾功能下降是本例患者血压居高不下的病因之一,但根据目前检查难以评估者高血压发病与肾损伤的先后关系(据患者描述高血压发病在前,肾功能异常在后)。在排除血管严重狭窄的情况下,KDIGO 指南 2021 建议将高血压合并慢性肾脏病患者收缩压降至 120 mmHg 以下。该患者符合指南推荐,建议血压目标值 120/80 mmHg,同时兼顾肾脏保护治疗及肾功能实时随访监测。

(朱舒舒)

继发性高血压病例

病例简介

丁某,男,82岁,因"反复头晕40余年,加重1个月"入院。

现病史

患者40余年前无明显诱因出现头晕,偶有胸闷,发作时测血压200/120 mmHg,诊断高血压病3级,长期口服药物治疗,曾有药物调整(具体不详),目前口服硝苯地平控释片30 mg降压,监测血压仍稍偏高。患者头晕时有复发,多夜间为主,发作时血压均有升高,无头痛,无视物旋转,无恶心、呕吐,无呕血、黑便,无肢体麻木,平时睡眠差,易惊醒。拟"高血压病"收治入院。

既往史

患者既往高脂血症病史,口服阿托伐他汀10 mg治疗,既往有慢性肾病病史,肌酐170—200 μmol/L波动,口服外院自制中成药治疗。患者否认肝炎、结核等传染病史,吸烟40年,平均20支/d,戒烟10年,否认饮酒嗜好,否认其他手术及外伤病史。

家族史

患者父亲有高血压病史。患者否认其他家族性遗传性疾病病史。

体格检查

BP 175/100 mmHg,体型中等,两肺呼吸音清,未及明显干、湿性啰音,心界不大,HR 74次/min,各瓣膜听诊区未及明显病理性杂音,腹软,无压痛、反跳痛,双下肢不肿。身高165 cm,体重51 kg,BMI 18.7 kg/m²。四肢血压右侧下肢血压偏低。

辅助检查

生化:谷草转氨酶10.8 U/L,谷丙转氨酶5.8 U/L,白蛋白38.5 g/L。TC 2.23 mmol/L,TG 0.74 mmol/L,HDL-C 0.78 mmol/L,LDL-C 1.08 mmol/L,脂蛋白a 81.2 mg/L。

糖化血红蛋白:6.1%。

肾功能:尿素17.17 mmol/L,肌酐238.5 μmol/L,尿酸527 μmol/L,胱抑素C 2.86 mg/L,葡萄糖9.22 mmol/L。

尿常规:隐血2+,蛋白2+,尿比重1.014,pH 5.0。

血常规:红细胞3.35×10¹²/L,血红蛋白100 g/L。

心肌酶谱、凝血常规、粪常规、甲状腺功能、BNP正常。

心脏超声:左房增大,左室壁增厚(室间隔13 mm,左室后壁13mm),EF 68%,主动脉瓣钙化、轻中度关闭不全,二尖瓣、三尖瓣轻度关闭不全,少量心包积液,左室舒张功能减退。

心电图:窦性心律,电轴左偏。

颈动脉超声:头臂干分叉处斑块,右侧颈总动脉分叉处至颈内动脉起始处斑块,左侧颈总动脉至颈总动脉分叉处斑块形成,右侧颈内动脉狭窄50%—69%。

肾脏超声:左肾萎缩、双肾囊肿。

肾动脉超声:左肾动脉血流稀疏,无法探查,右肾动脉收缩期流速与其比例大于3.5,考虑管腔狭窄大于70%。

颅脑 MRI+MRA:左侧丘脑、右侧侧脑室旁、右侧额叶、双侧基底节慢性脑梗,双侧额顶针缺血性改变。右侧大脑中动脉水平段、回转段及双侧大脑后动脉环池段管腔多发局限性狭窄。

诊断

① 继发性高血压:双肾动脉狭窄,左肾萎缩,慢性肾功能不全,高血压病 3 级(很高危);② 冠状动脉粥样硬化性心脏病;③ 脑梗死:脑动脉狭窄;④ 右侧髂动脉狭窄。

治疗方案

① 低盐、低脂、糖尿病饮食,规律运动,减重,限酒;② 降压治疗:硝苯地平控释片30 mg、bid,阿罗洛尔 10 mg、bid,特拉唑嗪 2 mg、qn;③ 降脂治疗:阿托伐他汀 20 mg、qn+依折麦布 10 mg、qn;④ 抗血小板治疗:氯吡格雷 75 mg、qd;⑤ 血管重建治疗:建议行肾小球滤过率检查及肾动脉造影,必要时行肾血管重建治疗;⑥ 监测血压、肾功能,门诊调整用药。

随访

复查,BP 160/80 mmHg,HR 75 次/min,血糖正常,心肌酶谱正常,尿常规尿蛋白(+),血脂达标,肌酐 278 μmol/L。考虑患者肌酐进行性升高,结合其肾动脉超声及肾脏B超结果,考虑肾动脉狭窄、肾脏灌注不足导致肾功能进展性恶化,再次建议完善相关检查。予以完善肾小球滤过率及肾动脉造影检查,检查提示右肾动脉多处血管重度狭窄,予以右肾动脉血管重建治疗,治疗后进一步降低血压,定期门诊随访监测。

肾小球滤过率(核素):双肾血流灌注及肾实质功能受损,左肾显示不清,右肾放射性核素分布不均。GFR:左侧 3.44 mL/min,右侧 9.7 mL/min,总 13.14 mL/min。

肾动脉造影:

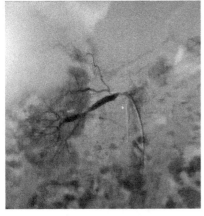

肾动脉造影:右肾动脉开口重度狭窄、中段肾门处重度狭窄

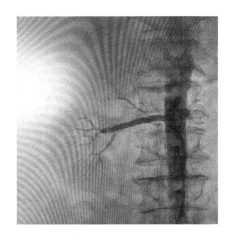

肾动脉重建术后

病例点评

我国>18 岁成人高血压患病人数约 2.45 亿,其中继发性高血压占比 5%—10%。根据最新的 WHO 成人高血压防治药物治疗指南、ISH 高血压实践指南及《中国高血压防治指南》(2018 年修订版)建议,所有新诊断的高血压人群均应进行常见的继发性高血压筛查;而当高度怀疑或遇见难治性高血压时,再进行特殊或针对性的检查。

提示进行进一步继发性高血压细化检查的线索包括:① 年龄,中、重度血压升高的年轻患者。② 病史,包括肾脏疾病、尿路感染病史或肾脏疾病家族史,甲状腺疾病或其他内分泌疾病病史;摄入药物史,包括激素、口服避孕药、非甾体类抗炎药、甘草类中草药、环孢素、促红细胞生成素等。③ 症状与体征,包括急进性或恶性血压升高,重度肥胖,阵发性血压升高伴头痛、出汗、面色苍白,发作性肌肉无力或瘫痪、抽搐,向心性肥胖、满月脸、水牛背,腹部血管杂音,心前区杂音等。

本例患者病例特点:① 82 岁老年男性;② 有高血压家族史;③ 血压最高 200/120 mmHg,常年血压控制不佳;④ 多血管床动脉粥样硬化合并狭窄,包括脑动脉、颈动脉、冠状动脉、肾动脉、外周动脉;⑤ 一侧肾脏萎缩,另一侧肾动脉狭窄>70%,肾功能提示 CKD 4 期,肾小球滤过率检测提示 CKD 5 期。根据患者临床特点,患者为 ASCVD 人群,存在继发性高血压风险。临床需考虑肾实质性高血压、肾血管性高血压、主动脉缩窄等多种可能。后患者通过主动脉 CTA 排除主动脉缩窄,根据其病史特点诊断考虑多血管床动脉粥样硬化性狭窄,肾动脉狭窄导致缺血性肾脏病、一侧肾萎缩及肾血管性高血压。

目前肾动脉狭窄一般定义为肾动脉主干及(或)其分支直径减少≥50%,狭窄两端收缩压差≥20 mmHg 或平均压差≥10 mmHg,是引起高血压和(或)肾功能不全的重要原因之一,如未适当治疗,病情呈进行性加重,肾功能逐渐恶化,可进展至终末期肾病,临床上主要表现为肾血管性高血压和缺血性肾病。目前肾动脉狭窄的病因有:动脉粥样硬化、纤维肌性发育不良及大动脉炎症。肾动脉狭窄继发性高血压的治疗包括:生活方式改善;降压药物治疗可考虑使用 CCB、β 受体阻滞剂、α 受体阻滞剂、中枢性降压药物为主,无禁忌可考虑使用 ACEI/ARB/ARNI,合并心衰或容量负荷过重可考虑使用利尿剂;无禁忌予以介入或外科血管重建治疗。针对此类患者降压首要目标为<140/90 mmHg,监测肾功能、尿蛋白、血压波动情况,如无进展性肾功能恶化,可考虑进一步降压治疗,逐步控制至收缩压<120 mmHg。

本例老年肾血管性高血压患者,合并左肾动脉灌注稀疏、左肾萎缩、右肾动脉重度狭窄,临床禁忌使用 ACEI/ARB/ARNI,且在降压时应充分考虑血压下降、肾脏灌注不足可能导致的肾功能恶化,如出现治疗矛盾,可考虑血管重建治疗联合药物治疗方案。该患者在强化生活方式干预及优化药物治疗后,血压控制不佳,且出现血压降低依赖性肌酐升高,考虑患者为孤立肾,综合评估后建议血管重建治疗,改善肾脏灌注、避免缺血性肾功能恶化,为进一步降压、降低心血管病风险带来契机。同时,患者为多血管床 ASCVD 患者,建议强化降脂治疗至 LDL-C<1.4 mmol/L,可逐步降低至 1.0 mmol/L 以下。患者经血管重建治疗后,予以拜新同、阿罗洛尔联合中枢性降压药物治疗,根据血压、肌酐的波动以及药物的不良反应进行治疗药物的调整,定期复查肌酐、尿蛋白等指标。

(朱舒舒)

参考文献

［1］ 中国心血管健康与疾病报告编写组. 中国心血管健康与疾病报告 2021 概要［J］. 中国循环杂志，2022，37(6)：553－578.

［2］ Unger T，Borghi C，Charchar F，et al. 2020international society of hypertension global hypertension practice guidelines［J］. Hypertension，2020，75(6)：1334－1357.

［3］《中国高血压防治指南》修订委员会，刘力生. 中国高血压防治指南(2018 年修订版)［J］. 心脑血管病防治，2019，19(1)：1－44.

［4］ 国家心血管病中心，国家基本公共卫生服务项目基层高血压管理办公室，国家基层高血压管理专家委员会，等. 国家基层高血压防治管理指南 2020 版［J］. 中国循环杂志，2021，36(3)：209－220.

［5］ 刘靖，卢新政，陈鲁原，等. 中国中青年高血压管理专家共识［J］. 中华高血压杂志，2020，28(4)：316－324.

［6］ 中国老年学和老年医学学会心脑血管病专业委员会，中国医师协会心血管内科医师分会. 老年高血压的诊断与治疗中国专家共识(2017 版)［J］. 中华内科杂志，2017，11(56)：885－893.

［7］ 国家卫生健康委员会疾病预防控制局，国家心血管病中心，中国医学科学院阜外医院，等. 中国高血压健康管理规范(2019)［J］. 中华心血管病杂志，2020，48(1)：10－46.

［8］ 高血压心率管理多学科共识组，施仲伟，孙宁玲. 中国高血压患者心率管理多学科专家共识(2021 年版)［J］. 中国医学前沿杂志(电子版)，2021，13(4)：38－48.

［9］ 中华医学会心血管病学分会高血压学组，中华心血管病杂志编辑委员会. 中国高血压患者血压血脂综合管理的专家共识［J］. 中华心血管病杂志，2021，49(6)：554－564.

［10］ 中国高血压联盟《动态血压监测指南》委员会. 2020 中国动态血压监测指南［J］. 中国医学前沿杂志(电子版)，2021，13(3)：34－51.

［11］ 中国医疗保健国际交流促进会心血管病学分会. 高血压合并冠心病患者血压管理中国专家共识［J］. 中华医学杂志，2022，102(10)：717－728.

［12］ 上海市医学会糖尿病专科分会，上海市医学会内分泌专科分会，苏青. 成人糖尿病患者血压管理专家共识［J］. 上海医学，2021，44(1)：8－18.

［13］ 中国胆固醇教育计划委员会. 高甘油三酯血症及其心血管风险管理专家共识［J］. 中华心血管病杂志，2017，45(2)：108－115.

［14］《改善心血管和肾脏结局的新型抗高血糖药物临床应用中国专家建议》工作组. 改善心血管和肾脏结局的新型抗高血糖药物临床应用中国专家建议［J］. 中国循环杂志，2020，35(3)：231－238.

［15］ 中国医师协会肾脏内科医师分会，中国中西医结合学会肾脏疾病专业委员会. 中国肾性高血压管理指南 2016(简版)［J］. 中华医学杂志，2017，97(20)：1547－1555.

［16］ 蒋雄京，邹玉宝. 肾动脉狭窄的诊断和处理中国专家共识［J］. 中国循环杂志，2017，32(9)：835－844.

糖尿病健康管理案例

新发糖尿病病例

病例简介

王某,男性,45 岁,因"体检发现血糖升高 1 月余"来院就诊。

现病史

患者 1 月前体检发现血糖升高,糖化血红蛋白 7.4%,空腹血糖 7.6 mmol/L,餐后血糖 10.2 mmol/L。患者自觉近日略有口干、日常饮水较多,饮食较前增多,体重无明显下降,睡眠尚可,二便正常。

既往史

患者患高血压病 3 年,规律服用厄贝沙坦 150 mg、qd,血压控制平稳。患者否认冠心病、肾脏疾病、肝脏疾病、胰腺疾病等其他特殊病史,否认结核、肝炎等传染病史,否认外伤手术史,无食物、药物过敏史。

家族史

患者无家族性遗传病病史,无糖尿病家族史。

体格检查

体温 36.2 ℃,脉搏 70 次/min,呼吸 16 次/min,血压 120/80 mmHg,身高 168 cm,体重 80.5 kg,BMI 28.5 kg/m²,意识清,精神可,心肺听诊无特殊,未闻及异常杂音,腹平软,全腹无压痛、反跳痛,肝脾肋下未及,双侧足背动脉搏动正常,四肢肌力、肌张力正常,腱反射正常,神经系统(—)。

辅助检查

空腹血糖 7.6 mmol/L,餐后血糖 10.2 mmol/L,糖化血红蛋白 7.4%。

尿微量白蛋白/尿肌酐:16.5 mg/g。

血脂:低密度脂蛋白胆固醇 2.43 mmol/L,其余正常。

空腹 c 肽:3.31 ng/mL。

糖尿病抗体三项:阴性。

肝肾功能:正常。

血常规:正常。

心电图:窦性心律。

腹部 B 超:肝胆胰脾未见异常。

颈动脉血管彩超:双侧颈动脉内膜粗糙。

初步诊断

2型糖尿病。

鉴别诊断

（1）1型糖尿病（T1DM）：1型糖尿病分为免疫介导性（1A，临床上可以急性或亚急性起病，血中可及糖尿病相关的抗体）和特发性（1B，无自身免疫证据）。

免疫介导性T1DM（1A型）：诊断时临床表现异质性大，可以是轻度非特异性症状、典型"三多一少"症状或昏迷。多数青少年患者起病较急，症状较明显，如未及时诊断治疗，当胰岛素严重缺乏时，可出现糖尿病酮症酸中毒。多数T1DM患者起病初期都需要胰岛素治疗，使代谢恢复正常，但此后可能有持续数周至数月不等的时间需要的胰岛素剂量很小，即所谓"蜜月期"，这是由于胰岛素治疗使残存的β细胞功能得到部分恢复所致。成年人也会患1型糖尿病，起病相对缓慢，早期临床表现不明显，经历一段或长或短的不需要胰岛素治疗的阶段，胰岛β细胞自身抗体检查可以阳性，称为"晚发成人自身免疫性糖尿病（latent autoimmune diabetes in adults，LADA）"。多数1A型患者血浆基础胰岛素水平低于正常，葡萄糖刺激后胰岛素分泌曲线低平。

特发性T1DM（1B型）：通常急性起病，β细胞功能明显减退甚至衰竭，临床上表现为糖尿病酮症甚至酸中毒，但病程中β细胞功能可以好转以至于一段时间无须继续胰岛素治疗。β细胞自身抗体检查阴性。病因未明，其临床表现的差异反映出病因和发病机制的异质性。诊断时需排除单基因突变糖尿病。

1型和2型糖尿病（T2DM）的主要特征见表2-1。

表2-1 1型和2型糖尿病的主要特征

鉴别要点	1型糖尿病	2型糖尿病
年龄＜30岁	常见	少见
＞50岁	少见	常见
诊断时体重	偏瘦	多数超重、肥胖
临床症状	"三多一少"明显	症状不明显
起病缓急	起病急骤	缓慢起病
尿酮体	明显增加	很少出现
2型糖尿病家族史	很少	较多
空腹c肽	偏低	正常
谷氨酸脱羧酶抗体	多阳性	较少阳性
治疗	胰岛素为主，降糖药为辅	降糖药为主，胰岛素为辅

（2）胰腺相关疾病：较多的胰腺恶性肿瘤患者常以血糖升高为最初症状，易被误诊为糖

耐量异常或糖尿病,所以新发糖尿病患者需要做肝胆胰脾 B 超以排除胰腺相关疾病。

治疗方案

① 盐酸二甲双胍 0.5 g,bid;② 饮食、运动健康教育指导;③ 监测血糖,记录血糖值,1 周后空腹来院随访。

随访

1 周后随访,空腹血糖 6.2 mmol/L,餐后血糖 7.5 mmol/L,患者掌握饮食及运动等糖尿病防治健康知识。3 个月后复查糖化血红蛋白 6.3%。

病例点评

此病例中患者特点:① 新发糖尿病,糖化血红蛋白 7.4%,BMI 28.5 kg/m^2,属于肥胖体型。根据中华医学会糖尿病学分会(CDS)《中国 2 型糖尿病防治指南》推荐二甲双胍作为 T2DM 患者控制高血糖的一线用药和联合用药的基础用药,所以我们给予患者盐酸二甲双胍 0.5 g,bid 治疗方案。二甲双胍作用机制是通过抑制肝糖原的分解和促进骨骼肌对葡萄糖的利用来降糖,对自身胰岛素的分泌没有促进作用。我国成人二甲双胍的最高使用量为每日 2 000—2 500 mg。尽管是新发糖尿病,但因为糖化血红蛋白没有超过 9%,所以使用胰岛素强化治疗的证据相对不充分。② 患者 45 岁,相对比较年轻,同时没有明显的并发症以及合并症存在。所以该患者血糖控制目标应设定在糖化血红蛋白<6.5%,空腹血糖<6 mmol/L,餐后 2 小时血糖<8 mmol/L。③ 从糖尿病综合管理的角度出发,临床还需要关注糖尿病患者血脂情况,该患者低密度脂蛋白胆固醇 2.43 mmol/L,颈动脉血管彩超示双侧颈动脉内膜粗糙,目前的血脂是在中国 2 型糖尿病综合控制目标所要求的血脂控制范围内(LDL-C<2.6 mmol/L),因此暂时不给予降脂治疗,需要定期复查血脂情况。④ 对于所有新发糖尿病患者,应完成肝胆胰脾 B 超、糖尿病相关的抗体以及空腹胰岛素、c 肽检查,排除继发性糖尿病的可能性。

二甲双胍主要药理作用是通过抑制肝葡萄糖输出,改善外周组织对胰岛素的敏感性、增加对葡萄糖的摄取和利用而降低血糖。二甲双胍通过激活一磷酸腺苷活化的蛋白激酶(AMPK)信号系统而发挥多方面的代谢调节作用。二甲双胍可以使糖化血红蛋白下降 1%—2%。二甲双胍不增加体重,并可改善血脂谱、增加纤溶系统活性、降低血小板聚集性、使动脉壁平滑肌细胞和成纤维细胞生长受抑制等,被认为可能有助于延缓或改善糖尿病血管并发症。

二甲双胍适应证:(1) 作为 T2DM 治疗一线用药,可单用或联合其他药物;(2) 在 T1DM 的治疗中与胰岛素联合应用可能减少胰岛素用量和血糖波动。但必须注意低龄儿童不可以使用。

二甲双胍禁忌证或不适应证:(1) 肾功能不全[血肌酐水平男性>132.6 μmol/L (1.5 mg/dL),女性>123.8 μmol/L(1.4 mg/dL)或估算肾小球滤过率(eGFR)<45 mL/ (min·1.73 m^2)]、肝功能不全、缺氧及高热患者禁忌,慢性胃肠病、慢性营养不良不宜使用; (2) T1DM 不宜单独使用本药;(3) T2DM 合并急性严重代谢紊乱、严重感染、缺氧、外伤、

大手术、孕妇和哺乳期妇女等;(4) 对药物过敏或有严重不良反应者;(5) 酗酒者。

二甲双胍不良反应:(1) 消化道反应为主要副作用,进餐时或餐后服用、从小剂量开始、逐渐增加剂量,可减少消化道不良反应。(2) 皮肤可出现皮疹。(3) 乳酸性酸中毒为最严重的副作用,但罕见,须注意严格按照推荐用药。(4) 单独用药极少引起低血糖,但与胰岛素或促胰岛素分泌剂联合使用时可增加低血糖发生的危险。

二甲双胍临床应用:(1) 造影检查如使用碘化对比剂时,应提前停用二甲双胍,在造影后多饮水,多排尿,以促进造影剂的排出。在结束造影后 48 小时根据肾功能情况恢复二甲双胍治疗。(2) 二甲双胍会竞争性抑制维生素 B_{12} 吸收,因此长期服用二甲双胍者应每年检查一次维生素 B_{12} 的水平,如有缺乏应适当补充维生素 B_{12},还可以使用一些富含维生素 B_{12} 的食物,比如奶制品、瘦肉、豆制品等,平时可多摄入这些食品以及丰富多样的蔬菜。

二甲双胍是 T2DM 患者的基础用药。如无禁忌证且能耐受药物者,二甲双胍应贯穿药物治疗的全程。推荐剂量 0.5—2.0 g/d。

2 型糖尿病合并高脂血症病例

病例简介

张某,女性,58 岁,因"发现血糖升高 3 年余,血脂增高 1 年"来院复诊。

现病史

患者 3 年前发现血糖升高,未予重视,2021 年 10 月开始口服盐酸二甲双胍,因胃肠道反应较大停药,改磷酸西格列汀 100 mg、qd。2021 年 12 月查糖化血红蛋白 6.8%,右侧颈总动脉及锁骨下动脉混合回声斑块,服用阿托伐他汀 20 mg、qd,后自行停药。

既往史

患者否认高血压病、冠心病、肾脏疾病、肝脏疾病、胰腺疾病等其他特殊病史,否认结核、肝炎等传染病史,否认外伤手术史,无食物、药物过敏史。

家族史

患者无家族性遗传病病史,无糖尿病家族史。

体格检查

体温 36.6 ℃,脉搏 78 次/min,呼吸 16 次/min,血压 110/75 mmHg,身高 160 cm,体重 54 kg,BMI 21.1 kg/m²,意识清,精神可,心肺听诊无特殊,未闻及异常杂音,腹平软,全腹无压痛、反跳痛,肝脾肋下未及,双侧足背动脉搏动正常,四肢肌力、肌张力正常,腱反射正常,神经系统(一)。

辅助检查

空腹血糖:6.7 mmol/L,餐后血糖:8.2 mmol/L,糖化血红蛋白:6.6%。

尿微量白蛋白/尿肌酐:9.4 mg/g。

血脂:低密度脂蛋白胆固醇 3.65 mmol/L,高密度脂蛋白胆固醇 1.71 mmol/L,血清总胆固醇5.66 mmol/L,甘油三酯 2.19 mmol/L。

肝肾功能正常。

心电图:窦性心律。

腹部 B 超:肝胆胰脾未见异常。

颈动脉血管彩超:右侧颈总动脉及锁骨下动脉混合性斑块。

诊断

① 2 型糖尿病;② 高脂血症。

治疗方案

① 生活方式改变。② 磷酸西格列汀 100 mg、qd。③ 阿托伐他汀 20 mg、hs。④ 患者

依从性教育,告知患者切勿自行停药。⑤ 1 个月后复查血脂四项、肝功能、血清肌酸激酶。

随访

临床通常的做法是,确定必须服用他汀类药物之前进行肝功能、血脂、肌酸激酶的检查。服药后 1 个月、2 个月再复查肝功、血脂、肌酸激酶。检查的目的是观察血脂下降的程度,判断有否可能将药物减到最低维持量,观察药物有否影响肝功和肌酸激酶。如果都是正常的,就可以 3—6 个月后再复查了。对于中老年患者一定要遵循这个复诊原则。根据 T2DM 患者的 ASCVD 风险分层及血脂管理目标(表 2 - 2),该患者为绝经期女性,且存在不稳定性血管斑块,LDL-C 的控制目标为<1.8 mmol/L。

表 2 - 2　T2DM 患者的 ASCVD 风险分层及血脂管理目标

心血管风险程度	临床疾患和(或)危险因素	主要目标/(mmol/L)	次要目标/(mmol/L)	其他目标/(mmol/L)
高危	T2DM 合并血脂异常	LDL-C<2.6	Non-HDL-C<3.4	TG<1.7
极高危	T2DM 合并血脂异常,并具有以下一种情况: ≥1 项其他危险因素 ASCVD	LDL-C<1.8	Non-HDL-C<2.6	

注:1. T2DM 为 2 型糖尿病;ASCVD 为动脉粥样硬化性心血管疾病;LDL-C 为低密度脂蛋白胆固醇;Non-HDL-C 为非高密度脂蛋白胆固醇;TG 为甘油三酯。

　　2. 危险因素:年龄(男性≥40 岁或绝经期后女性)、吸烟、高血压、慢性肾脏病(CKD)或微量白蛋白尿、HDL-C<1.04 mmol/L、体重指数≥28 kg/m² 、早发缺血性心血管病家族史。

病例点评

该患者的临床特点是:① 患者的血糖控制稳定,空腹以及餐后血糖、糖化血红蛋白达到血糖控制目标。② 女性现已绝经,2021 年出现右颈总动脉以及锁骨下动脉混合回声斑块,低密度脂蛋白胆固醇 3.65 mmol/L。③患者曾经服用阿托伐他汀 20 mg,hs,药物服用完后因对于高血脂的危害没有足够的了解,自行停药。临床处理方案:加强对患者控制血糖以及血脂的健康教育。继续给予磷酸西格列汀 100 mg、qd 降糖方案。阿托伐他汀 20 mg、hs,1 个月后复查肝功、血脂、肌酸激酶。低密度脂蛋白胆固醇的控制目标<1.8 mmol/L。

T2DM 是危害人类健康的主要疾病之一,是 ASCVD 的独立危险因素。T2DM 患者血脂异常的发生率明显高于非糖尿病患者,是 T2DM 患者心血管并发症发生率增加的重要危险因素。英国前瞻性糖尿病研究(UKPDS)的结果显示,血脂异常是 T2DM 患者发生致死性和非致死性心肌梗死的首要危险因素。中国 T2DM 患者合并血脂异常的比例高,治疗率、达标率低,临床上应加强对 T2DM 患者的血脂管理。

一、血脂控制目标

低密度脂蛋白胆固醇(LDL-C),在动脉粥样硬化的斑块形成过程中起重要的作用,所以降低 LDL-C 的水平是预防心脑血管病变的首要任务。不合并冠心病、脑梗死、心肌梗死、肾脏疾病等疾病的糖尿病患者,LDL-C 应降到 2.6 mmol/L,而如果合并冠心病、脑梗死、心肌梗死,LDL-C 就要降到 1.8 mmol/L。中国 2 型糖尿病的综合控制目标见表 2-3。

表 2-3　中国 2 型糖尿病的综合控制目标

测量指标	目标值
毛细血管血糖/(mmol/L)	
空腹	4.4—7.0
非空腹	<10.0
糖化血红蛋白/%	<7.0
血压/mmHg	<130/80
总胆固醇/(mmol/L)	<4.5
高密度脂蛋白胆固醇/(mmol/L)	
男性	>1.0
女性	>1.3
甘油三酯/(mmol/L)	<1.7
低密度脂蛋白胆固醇/(mmol/L)	
未合并动脉粥样硬化性心血管疾病	<2.6
合并动脉粥样硬化性心血管疾病	<1.8
体质指数/(kg/m²)	<24.0

注:1. 1 mmHg=0.133 kPa。

　　2. 数据来源于《中国 2 型糖尿病防治指南(2020 年版)》。

二、他汀类药物作用

他汀类药物作为糖尿病心脑血管不良事件发生的一级预防药物,在我国已经使用了很多年,在糖尿病综合治疗方案中的地位也越来越高。它可使脑卒中的发生风险下降 21%,使重大心血管事件的发生风险降低 23%。

他汀类药物可以稳定动脉粥样硬化斑块。斑块分为两种:一种是稳定的斑块,就像一个厚皮子,小馅子的饺子,不太容易破裂,形成局部的血栓,但它可以不断地长大,最终堵塞血管。危害最大的是第二种斑块,即不稳定的斑块,就像一个薄皮子,大馅子的饺子,容易破裂,导致心肌梗死、脑梗死发生。他汀类药物的服用,可以将不稳定的斑块逐渐变为稳定的斑块,这样就减少了心脑血管不良事件的发生,同时可以抑制斑块的生长。同时也有研究表明,他汀类药物可以降低发生阿尔茨海默病的危险性。

三、T2DM 患者的血脂管理流程

所有 T2DM 合并血脂异常患者均应进行生活方式干预,在此基础上血脂仍未达标者接受中等强度的他汀类药物治疗。若他汀类药物不耐受,则换用另一种他汀类药物,减低他汀剂量或给药频次或小剂量他汀合用胆固醇吸收抑制剂依折麦布或 PCSK9 抑制剂。若 LDL-C 未达到预期目标,则进一步强化调整生活方式,并中等强度他汀合用胆固醇吸收抑制剂依折麦布或 PCSK9 抑制剂。若他汀治疗前 TG＞5.6 mmol/L,服用降 TG 药物(如贝特类或高纯度鱼油),以减少发生急性胰腺炎的风险。目前我国常用的他汀类药物临床治疗强度见表 2-4。

表 2-4　目前我国常用的他汀类药物临床治疗强度

他汀类药物	每日总用量/mg		
	低强度 (LDL-C 下降 20%—30%)	中强度 (LDL-C 下降 31%—39%)	高强度 (LDL-C 下降≥40%)
阿托伐他汀	各指南未提及	10—20	40—80
氟伐他汀	20—40	80	各指南未提及
洛伐他汀	20	40—80	各指南未提及
匹伐他汀	各指南未提及	1—4	各指南未提及
普伐他汀	10—20	40—80	各指南未提及
瑞舒伐他汀	各指南未提及	5—10	20—40
辛伐他汀	10	20—40	80

中国人他汀的用药剂量比西方人低,一般中等强度的用药剂量即可以达到降低胆固醇和抗动脉粥样硬化的目的。

四、T2DM 患者特殊情况下的血脂管理

1. T2DM 合并肝病或肝功能异常

(1) T2DM 合并慢性肝病、非酒精性脂肪性肝病患者在无肝功能不全征象时可安全使用他汀类药,通常无须减小剂量。

(2) 他汀类药物本身可引起肝功能受损,主要表现为转氨酶升高,发生率为 0.5%—3.0%,常见于开始用药或增大剂量的 12 周内,且呈剂量依赖性,极少引起肝衰竭;当血清谷丙转氨酶(ALT)或谷草转氨酶(AST)＜2.5×正常值上限(ULN),同时总胆红素(TBil)正常,可观察,无须调整剂量;如血清 ALT 或 AST (2.5—3.0)×ULN 时可减量;如血清 ALT 或 AST≥3.0×ULN 时应停药;当 ALT 恢复正常时,可酌情再次加量或换药。

(3) 失代偿性肝硬化及急性肝功能衰竭是他汀类药物应用禁忌证。

2. T2DM 合并慢性肾脏病(CKD)

T2DM 合并 CKD 不同分期的他汀类药物的使用原则见图 2-1。

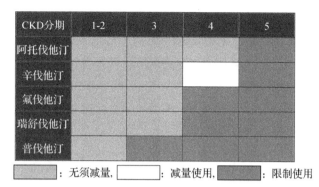

图 2-1　不同 CKD 分期他汀类药物的使用原则

CKD 患者是他汀引起肌病的高危人群,尤其是在肾功能进行性减退或估算肾小球滤过率(eGFR)<30 mL/(min・1.73 m²)时,并且发病风险与他汀剂量密切相关,故应避免大剂量应用。中等强度他汀治疗 LDL-C 不能达标时,推荐联合应用依折麦布。

3. 老年 T2DM

老年人大多有不同程度的肝肾功能减退,或常患多种慢性疾病,需服用多种药物,需注意药物间的相互作用和不良反应;调脂药物剂量的选择需要个体化,起始剂量不宜太大;当老年患者年龄>75 岁时,不推荐高强度他汀治疗,推荐中等强度他汀治疗,并根据治疗效果调整调脂药物和监测肝肾功能、肌酸激酶(CK)。

五、T2DM 患者血脂管理中药物不良事件的监测和处理

确定必须服用他汀类药物之前进行肝功能、血脂、肌酸激酶的检查。服药后 1 个月、2 个月再复查肝功、血脂、肌酸激酶。如果是正常的,可 6 个月后再复查。

肝功能:极少数病例发生 ALT 和 AST 升高,且呈剂量依赖性。如 ALT 或 AST 超过 3 倍正常上限值,应暂停给药,且需每周复查肝功能,直至恢复正常。轻度的肝酶升高小于正常值上限 2.5 倍并不是治疗的禁忌证,患者可以继续服用他汀类药物,部分患者升高的 ALT 可能会自行下降。

血清肌酸激酶(CK):用药过程仅有血清 CK 升高而不伴肌痛或肌无力等其他肌损伤证据,则不考虑他汀所致肌损伤。在服用他汀药物期间出现肌肉不适或无力症状以及排褐色尿时,应及时检测 CK,注意排除甲状腺功能减退、过度运动等导致的肌肉症状和(或)肌酶升高。如果发生或高度怀疑肌炎,应立即停止他汀治疗。如果患者有肌肉触痛、压痛或疼痛,CK 不升高或中度升高[(3-10)×ULN],应进行随访,每周检测 CK 水平,直至排除药物作用;如肌肉症状加重,应及时停药。如果患者有肌肉触痛、压痛或疼痛,且连续检测 CK 呈进

行性升高,应慎重考虑减少他汀剂量或暂时停药,然后决定是否或何时再开始他汀类药物治疗。

六、常见问题

很多患者问,他汀类药物是不是需要终身服用?可不可以血脂降到正常就停药?因为增龄是不可抗拒的因素,而慢性病,如糖尿病、高血压病也将伴你终身,既然危险因素伴你终身,进行心血管疾病的一级预防也应该是终身的,除非有禁忌证和药物不耐受。事实证明,使用他汀类药物将血脂降到正常,停药后血脂水平依然会上升。所以即便血脂水平正常了,可以服用维持量的他汀,也不应该停药。

总之,他汀类药物是目前糖尿病治疗方案中的核心药物,对心血管不良事件的发生起着至关重要的预防作用。

2 型糖尿病合并高尿酸血症病例

病例简介

刘某,男性,62 岁,因"发现血糖升高 2 年,血尿酸升高 1 年"来院复查。

现病史

患者 2 年前发现血糖升高,目前口服二甲双胍 0.5 g,bid,查空腹血糖 6.0 mmol/L。患者 1 年前因尿酸升高,曾不规律服用苯溴马隆后自行停药,未复查尿酸。患者诉最近晚餐经常应酬,来院复查相关指标。

既往史

患者否认高血压病、冠心病、肾脏疾病、肝脏疾病、胰腺疾病等其他特殊病史,否认结核、肝炎等传染病史,否认外伤手术史,无食物、药物过敏史。

家族史

患者无家族性遗传病病史,无糖尿病家族史。

体格检查

体温 36.3 ℃,脉搏 76 次/min,呼吸 18 次/min,血压 135/80 mmHg,身高 174 cm,体重 75 kg,BMI 24.8 kg/m²,意识清,精神可。

辅助检查

糖化血红蛋白:5.7%。

尿酸:568 μmol/L。

低密度脂蛋白胆固醇:2.28 mmol/L。

尿微量白蛋白/尿肌酐:10.5 mg/g。

尿常规:尿 pH 6.2。

心电图:窦性心律。

腹部 B 超:肝胆胰脾未见异常。

颈动脉血管彩超:双侧颈动脉内膜粗糙。

初步诊断

① 2 型糖尿病;② 高尿酸血症。

鉴别诊断

继发性高尿酸血症:如仅发现有高尿酸血症,必须首先排除继发性高尿酸血症,应详细询问病史以排除各种药物导致的血尿酸增高。继发性高尿酸血症或痛风具有以下特点:① 儿童、青少年、女性和老年人多见;② 高尿酸血症程度较重;③ 40% 的患者 24 小时尿酸排出增多;④ 肾脏受累多见,痛风肾、尿酸结石发生率高,甚至发生急性肾衰竭;⑤ 痛风性关节炎症状往往较轻或不典型;⑥ 有明确相关用药史。

治疗方案

① 减少应酬次数,高尿酸血症相关知识指导;② 盐酸二甲双胍 0.5 g,bid;③ 非布司他 40 mg,qd;④ 碳酸氢钠片 0.5 g,bid。

随访

1 个月后复查尿酸 320 μmol/L;患者尽量避免高尿酸食物,减少应酬,改善生活方式。

病例点评

该病例为 2 型糖尿病合并高尿酸血症。① 这两种疾病均属代谢性疾病,血尿酸的水平与 2 型糖尿病的发生风险呈正相关。血尿酸水平每升高 60 μmol/L,2 型糖尿病的发生风险就增加约 1.17%。选择降糖药时,尽量避免选择刺激胰岛素分泌的药物,因为胰岛素可导致尿酸水平的增高。故该例患者的降血糖方案首选盐酸二甲双胍 0.5 g、bid,治疗后 3 个月复查糖化血红蛋白 5.7%。② 血尿酸:568 μmol/L,《高尿酸血症/痛风患者实践指南》中提出,当患者合并高血压、糖尿病时,血尿酸>540 μmol/L 应给予抗高尿酸治疗。故该患者接受了非布司他 40 mg,qd,碳酸氢钠片 0.5 g,bid 的治疗方案,使用非布司他的目的是抑制尿酸的合成,碳酸氢钠是碱化尿液,利于尿酸的溶解和排出。患者尿液的 pH 应该控制在 6.2—6.9,使用过程中定期测量尿液的酸碱度。切勿过度碱化,尿 pH 过高增加磷酸钙和碳酸钙等结石形成的风险。该患者的尿酸的控制目标为<360 μmol/L。③ 建议患者控酒,尤其是啤酒和烈性酒。

一、高尿酸血症定义

国际上将高尿酸血症的诊断定义为:正常嘌呤饮食状态下,非同日 2 次空腹血尿酸水平>420 μmol/L。

二、高尿酸血症高危人群

高龄、男性、肥胖、一级亲属中有痛风史、静坐的生活方式等都是高尿酸血症的高危因素。对于高危人群,建议定期进行筛查,通过监测血尿酸,及早发现高尿酸血症。

三、控制目标

高尿酸血症血尿酸控制目标见表 2-5。

表 2 - 5 　高尿酸血症和痛风患者的饮食建议

临床表现	血尿酸控制目标
无合并症的高尿酸血症	$<420\ \mu mol/L$
有合并症或既往有痛风发作的高尿酸血症	$<360\ \mu mol/L$
严重痛风患者	$<300\ \mu mol/L(>180\ \mu mol/L)$

四、药物治疗

1. 抑制尿酸合成药物:代表药物为别嘌呤醇和非布司他

（1）别嘌呤醇:推荐成人初始剂量一次 50 mg、1—2 次/d,每次递增 50—100 mg,一般剂量 200—300 mg/d,分 2—3 次服,每日最大剂量 600 mg。eGFR>50 mL/min 时,剂量为常规剂量的 75%,eGFR 为 10—50 mL/min 时,剂量为常规剂量的 50%,eGFR<10 mL/min 或透析患者禁用。使用最低有效剂量维持血尿酸在目标水平以下。

别嘌呤醇常见的不良反应为过敏、肝功能损伤和骨髓抑制。重度过敏（迟发性血管炎、剥脱性皮炎、中毒性表皮坏死松解症）常致死,条件允许建议筛查 HLA-B* 5801 基因。如无法进行基因筛查,应仔细询问过敏史,从 50 mg/d 甚至更小剂量开始使用,仔细观察,一旦出现皮疹立即停药。

（2）非布司他:① 推荐剂量为 40—80 mg,qd。推荐起始剂量为 40 mg,qd。如果 2 周后,血尿酸水平仍不低于 360 $\mu mol/L$,建议剂量增至 80 mg,qd。② 给药时,无须考虑食物和抗酸剂的影响。③ 轻、中度肾功能不全（eGFR 30—89 mL/min）的患者无须调整剂量。

2. 促进尿酸排泄药物:代表药物为苯溴马隆

服用苯溴马隆的适应证:原发和继发性高尿酸血症,痛风性关节炎间歇期及痛风结节肿等。长期服用对肾脏没有显著影响,可用于 eGFR>20 mL/min 的肾功能不全患者。对于 eGFR>60 mL/min 的成人无须减量,50—100 mg/d。通常情况下服用苯溴马隆 6—8 d 血尿酸明显下降,降血尿酸强度及达标率强于别嘌呤醇,坚持服用可维持体内血尿酸水平达到目标值。长期治疗 1 年以上（平均 13.5 个月）可以有效溶解痛风石。

服用苯溴马隆的禁忌证:① 对本品中任何成分过敏者。② 严重肾功能损害者（eGFR<20 mL/min）及患有严重肾结石的患者。③ 孕妇、有可能怀孕妇女以及哺乳期妇女禁用。

服用苯溴马隆的注意事项:治疗期间应多饮水以增加尿量（治疗初期饮水量不得少于 1 500 mL）,以促进尿酸排泄,避免排泄尿酸过多而在泌尿系统形成结石。在开始用药的前 2 周可酌情给予碳酸氢钠或枸橼酸合剂,使患者尿液的 pH 控制在 6.2—6.9,定期测量尿液的酸碱度。切勿过度碱化,尿 pH 过高增加磷酸钙和碳酸钙等结石形成风险。

3. 积极控制与血尿酸升高相关的代谢性及心血管危险因素

积极控制肥胖、T2DM、高血压、高脂血症、脑卒中、慢性肾病等。盐酸二甲双胍、阿托伐他汀、非诺贝特、氯沙坦钾片、苯磺酸氨氯地平在降糖、降脂、降压的同时,均有不同程度的降尿酸作用,建议可按患者病情适当选用。

五、生活方式指导

1. 健康饮食

已有痛风、高尿酸血症、有代谢性和心血管危险因素及中老年人群,饮食应以低嘌呤食物为主,见表 2-6。

表 2-6　高尿酸血症和痛风患者的饮食建议

避免摄入	限制摄入	鼓励摄入
内脏等高嘌呤食物(肝、肾)	牛、羊、猪肉、富含嘌呤的海鲜	低脂或无脂食品
高果糖谷物糖浆的饮料(如汽水、果汁)或食物	天然水果汁、糖、甜点、盐(包括酱油和调味汁)	蔬菜
酒精滥用(发作期或进展期严格禁用)	酒精(尤其是啤酒,也包括白酒)	

2. 多饮水,戒烟限酒

每日饮水量保证在 2 000 mL,同时提倡戒烟、禁啤酒和白酒,如饮红酒宜适量。

3. 坚持运动,控制体重

每日中等强度运动 30 分钟以上。肥胖者应减体重,使体重控制在正常范围。

初诊糖尿病饮食运动治疗病例

病例简介

陈某某,男性,60岁,因"体检发现血糖升高3月余"就诊。

现病史

患者3个月前体检发现血糖升高,糖化血红蛋白6.7%,空腹血糖6.6 mmol/L,餐后血糖11.6 mmol/L。患者未觉有不适症状,平时喜吃甜食,运动较少,睡眠尚可,二便正常。患者希望通过饮食、运动降血糖,不愿意服用药物。

既往史

患者否认高血压病、冠心病、肾脏疾病、肝脏疾病、胰腺疾病等其他特殊病史,否认结核、肝炎等传染病史,否认外伤手术史,无食物、药物过敏史。

家族史

患者母亲有糖尿病病史。

体格检查

体温36.8 ℃,脉搏72次/min,呼吸16次/min,血压110/75 mmHg,身高170 cm,体重71 kg,BMI 24.6 kg/m²,意识清,精神可,心肺听诊无特殊,未闻及异常杂音,腹软,全腹无压痛、反跳痛,肝脾肋下未及,移动性浊音阴性,脊柱、四肢无畸形,四肢肌力、肌张力正常,膝、踝反射,痛温觉、压力觉均正常,双侧足背动脉搏动正常。

辅助检查

空腹血糖6.6 mmol/L,餐后血糖11.6 mmol/L,糖化血红蛋白6.7%。

尿微量白蛋白/尿肌酐:7.21 mg/g。

血脂:甘油三酯1.25 mmoL/L,血清总胆固醇4.48 mmoL/L,低密度脂蛋白胆固醇2.52 mmoL/L,高密度脂蛋白胆固醇0.72 mmoL/L。

空腹c肽:2.27 ng/mL。

糖尿病抗体三项:阴性。

肝肾功能:正常。

血、尿、粪常规:正常。

心电图:窦性心律。

腹部B超:肝胆胰脾未见异常。

颈动脉血管彩超:双侧颈动脉内膜粗糙。

初步诊断

2 型糖尿病。

鉴别诊断

(1) 胰腺疾病：新诊断老年糖尿病患者，常规检查腹部 B 超，如伴有腹部不适、体重下降迅速，须查 CA199、CEA 和胰腺 CT，以免漏诊胰腺癌相关糖尿病。

(2) 内分泌疾病：向心性肥胖、紫纹伴高血压的糖尿病，要排除皮质醇增多症；难治性糖尿病伴舌炎、双下肢湿疹是胰高糖素瘤的"三联症"；有多发性神经炎、肝脾肿大、糖尿病（其他内分泌疾病）、尿蛋白阳性（M 蛋白）、皮肤色素沉着等五大特征，要考虑 POEMS 综合征。

治疗方案

糖化血红蛋白 6.7%，患者有意愿通过饮食、运动治疗，我们可以尝试先行饮食、运动治疗，3 个月后复查糖化血红蛋白。

随访

3 个月后糖化血红蛋白 6.2%，继续饮食、运动治疗，监测血糖。

病例点评

患者为初诊糖尿病，尽管根据糖尿病的诊断标准，该患者的空腹血糖并没有达到诊断值，但是餐后血糖 11.6 mmol/L，糖化血红蛋白 6.7%，根据我国 CDS《中国 2 型糖尿病防治指南》，也可以确诊为糖尿病。该患者不接受降糖药治疗，希望通过饮食、运动达到控制目标。因患者平日喜吃甜食，运动较少，临床给予饮食、运动指导。患者表示可以接受戒甜食，增加运动的非药物治疗方案。以 3 个月为期限，3 个月后复查糖化血红蛋白如果不能控制在 6.5% 以下，还是需要给予药物治疗。3 个月后患者糖化血红蛋白 6.2%，继续予生活方式干预，监测血糖。

一、营养疗法

营养治疗是糖尿病的基础管理措施，是综合管理的重要组成部分。对医学营养治疗的依从性是决定患者能否达到理想代谢控制的关键影响因素。总原则是确定合理的总热量摄入，合理、均衡地分配各种营养物质，恢复并维持理想体重。

1. 如何合理搭配三大营养素

蛋白质、脂肪、碳水化合物被称为"三大产能营养素"，是人体所需能量的来源。一天中 3 种主要的营养物质的摄入比例为蛋白质 15%—25%，脂肪 30%，碳水化合物 55%—60%。

我们可以用简单的"手掌法则"进行食物的估算，为糖尿病患者量身定做的粗略估算食物大小具体示例如下：

碳水化合物和水果：1 个拳头大小的碳水化合物可以代表每餐的碳水化合物摄入量，也可以表示 1 个馒头、花卷或 1 碗米饭、面条的大小。1 个拳头可以代表一份水果的大小。

蔬菜：两只手可容纳约 500 g 量的蔬菜。蔬菜的能量很低，建议每日摄入 500—1 000 g 蔬菜。

蛋白质：50 g 的蛋白质类食物相当于手掌心大小，建议每天摄入蛋白质 50—150 g。

脂肪：需要限制每天油脂摄入量。每顿摄入大拇指的第一指关节大小就足够了。

瘦肉：建议每日摄入 50 g 左右瘦肉。测量参照 2 个手指大小。

2. 糖尿病患者饮食治疗的常见问题

（1）糖尿病饮食治疗是不是饥饿治疗？

临床中，我们会发现很多患者为了使血糖降低，刻意地少吃，导致经常会有低血糖现象发生，药物始终也不能调整到合适的状态，这样的做法是不可取的。糖尿病的饮食是平衡膳食，应维持标准体重，摄入和各自标准体重及活动强度相一致的食量。若采用饥饿疗法可使自身的物质被消耗，体重下降，引起代谢紊乱，导致营养失衡，不利于糖尿病的控制，反而会加重病情。

（2）早期糖尿病血糖很高时，患者常感到饥饿该怎么办？

饥饿是糖尿病的一种症状，病情改善后饥饿感会随之减轻。如果感到饥饿，可以多吃低热量、高容积的食品，如各种绿叶蔬菜。少量多餐，将正餐的主食匀出 1/4 的量作为加餐。将口味变清淡，也会降低食欲。

（3）糖尿病患者如何吃水果？

水果的口感好，还能补充大量维生素、果酸及矿物质。糖尿病患者可以选择水果，但必须掌握好时机以及数量。餐后血糖＜10 mmol/L，可以加水果。水果中苹果、猕猴桃、圣女果等糖量相对较低，可以选择；而杨梅、荔枝、柿子等糖量相对较高，建议少吃。

（4）糖尿病饮食治疗的误区

① 单纯控制主食的摄入就等于饮食治疗，饭吃得越少对病情控制越有利。

② 咸的食品或含甜味剂的糖尿病专用食品不需要控制。

③ 多吃了食物只要加大口服降糖药剂量就可以使血糖正常。

④ 饮食控制已非常严格，吃点零食充饥没有关系。

⑤ 采用胰岛素治疗后饮食就不需要控制了。

⑥ 膳食纤维对于控制血糖有利，因此每日只吃粗粮不吃细粮。

（5）糖尿病饮食的注意事项

建议糖尿病患者早餐有几种食物最好不要食用：油炸的食物，如油饼、油条等；糯米类的食物，如汤圆、粽子；制作成糊糊的食物，如玉米、红薯由于经过多次改良，口感偏甜，尽量少吃。睡前 2 小时勿进食食物，包括水果、坚果、牛奶等食物。

二、运动疗法

运动治疗在糖尿病的管理中占重要地位，尤其对肥胖的 T2DM 患者，运动可增加胰岛素敏感性，有助于控制血糖和体重。根据年龄、性别、体力、病情、有无并发症以及既往运动情况等,在医师指导下开展有规律的合适运动,循序渐进,并长期坚持。

1. 合适的运动方式

建议 T2DM 患者的最佳运动方式为有氧运动与抗阻训练相结合。每周最好进行 2 次抗阻训练,训练时阻力为轻或中度。有氧运动项目以中低强度的节律性运动为好,可选择散步、慢跑、骑自行车、游泳以及全身肌肉都参与活动的中等强度有氧体操运动。

2. 糖尿病患者运动治疗的细节问题

（1）医学检查、生命安全与损伤发生的评估主要包括：体检报告、心肺运动试验、力量、柔韧性、平衡稳定、动作等的评估。

（2）运动处方主要包括以下五方面的内容：

① 运动方式：根据患者健康程度和平时运动习惯选择。运动方式包括步行、慢跑、快走、骑自行车、打太极拳、乒乓球、羽毛球、游泳、跳绳和爬楼梯。

② 运动强度：建议大多数 T2DM 患者进行低至中等强度的体育活动。中等强度的标准为运动中的目标心率<（170－年龄）；锻炼后能连贯说话、不能唱歌,有微汗、稍累；锻炼后稍感肌肉酸痛,但休息后消失,次日体力充沛。

③ 运动持续时间：有氧运动建议每次 30—60 分钟,包括热身与整理运动的 10 分钟。

④ 运动频率：合理的运动频率为每周 3—7 次,如每次运动量较大,可间隔 1—2 天。

⑤ 运动治疗的注意事项：对于运动治疗者应尽可能完善评估运动前后的血糖、心电图或心肺运动能力,及眼底检查、足部检查、关节检查、肾脏检查等,以此建立完整的病史档案。

当然,运动前还应培养规律、定时、定量的运动习惯,不要在饥饿或饱食时及注射胰岛素/或口服降糖药物发挥最大效应时运动；合并心血管疾病的患者或选择较高强度运动者,应避免单独运动。

运动时应随身携带糖尿病救助卡、糖果、点心等,以防发生低血糖时备用。而当有任何的不适,如心慌、出冷汗、全身乏力、憋气、下肢疼痛等发生时,都应立即停止运动,必要时就近就医,以免发生意外。

运动后需仔细检查皮肤、足部及关节是否有损伤,如有损伤应请专业医护人员处理,不要自行处理,运动后做好记录,观察运动降低血糖的作用,如运动量较大,当天睡觉前测试血糖 1 次。

糖尿病合并心脏病及高血压病者,禁忌剧烈活动、举重物、极端寒冷或炎热天气下的运动。糖尿病视网膜病变者,禁忌剧烈运动、举重物、跳跃等运动,忌低头超过腰部,应选择温和的有氧运动,如散步、骑车等,中等量日常家务不可低头过腰。糖尿病肾病者,禁忌剧烈活动,应选择低强度的有氧运动,如散步、骑车、太极拳、八段锦等。

三、老年糖尿病患者运动疗法

对于老年糖尿病患者来说,要认识到年龄的差异,不要进行强度过大的运动,可以通过心率计算运动强度来初步判别,其计算公式为(170-年龄)。一般 60 岁的人运动的最大心率不宜超过 110 次/min,65 岁的人不宜超过 105 次/min。

对于老年人来说,散步是最安全有效的运动方式,可以根据身体状况,每周步行 5 次,每次 30 分钟,速度以不快不慢为宜。老年人的身体协调性不如年轻人灵活,为避免受伤,一定要做热身活动,让身体有逐渐适应的过程。热身活动要采用一些柔韧性的拉伸动作。穿舒服宽松的衣服、合脚的运动鞋。

运动时一定不要操之过急,运动量一定不要过大,不要超负荷进行。也不要在不平整、过硬、过滑、碎石较多的路面上运动。运动时要集中注意力,不要一边运动一边聊天。

运动过程中一旦出现不适感,就要立即停止。随身携带应对低血糖的食物,比如糖块、巧克力、饼干等。

妊娠糖尿病病例

病例简介

孙某,女性,27 岁,因"孕 24 周发现血糖升高"门诊就诊。

现病史

患者孕 24 周,近期自测血糖发现血糖升高,空腹指血糖 7.2 mmol/L,餐后指血糖 11.0 mmol/L,精神好,食欲佳,来院复查。

既往史

患者否认高血压病、冠心病、肾脏疾病、肝脏疾病、胰腺疾病等其他特殊病史,否认结核、肝炎等传染病史,否认外伤手术史,无食物、药物过敏史。

家族史

患者父亲有糖尿病病史,母亲体健,否认遗传病家族史。

体格检查

体温 36.6 ℃,脉搏 80 次/min,呼吸 18 次/min,血压 120/75 mmHg,身高 164 cm,体重 70 kg,BMI 26.0 kg/m²,孕前体重 65 kg,意识清,精神可,心肺听诊无特殊,未闻及异常杂音,停经 24 周 B 超示胎儿大小符合孕周。双下肢无水肿。

辅助检查

空腹血糖 7.2 mmol/L,餐后血糖 11 mmol/L,糖化血红蛋白 6.8%。

尿微量白蛋白/尿肌酐:12.3 mg/g。

血脂:甘油三酯 2.87 mmol/L,血清总胆固醇 4.93 mmol/L,低密度脂蛋白胆固醇 2.04 mmol/L,高密度脂蛋白胆固醇 1.56 mmol/L。

肝肾功能:正常。

血、尿、粪常规:正常。

75 g 口服葡萄糖耐量试验(OGTT):空腹 6.7 mmol/L,口服 75 g 葡萄糖 1 小时 11.5 mmol/L,口服 75 g 葡萄糖 2 小时 9.2 mmol/L。

心电图:窦性心律。

腹部 B 超:肝胆胰脾未见异常。

初步诊断

妊娠期显性糖尿病。

鉴别诊断

妊娠期糖尿病(GDM):指妊娠期间发生的糖代谢异常,但血糖未达到显性糖尿病的水平,随着分娩的结束,大多数人的血糖可逐渐恢复正常。

孕前糖尿病(PGDM):指孕前确诊的 T1DM、T2DM 或特殊类型糖尿病,怀孕后出现血糖明显波动,如果未加控制,产后高血糖将持续发展。

治疗方案

先饮食、运动治疗,3—5 天后观察血糖,如果不能正常,则启用胰岛素治疗。

随访

饮食、运动治疗后测空腹血糖 6.5 mmol/L,餐后 2 小时血糖 8.2 mmol/L,给予地特胰岛素治疗。1 周后评估血糖:空腹血糖 5.1 mmol/L,餐后 2 小时血糖 6.5 mmol/L;继续监测血糖,注意饮食和运动,合理控制体重的增长。

病例点评

患者孕 24 周发现血糖升高,孕前未发现有糖尿病。75 g OGTT 试验:空腹 6.7 mmol/L,口服 75 g 葡萄糖 1 小时 11.5 mmol/L,口服 75 g 葡萄糖 2 小时 9.2 mmol/L,诊断为妊娠期显性糖尿病(ODM)。因为患者在妊娠期间进食相对多的碳水化合物、水果、含糖较高的零食,所以患者要求先予以饮食、运动治疗。对治疗的预期,在饮食、运动干预 1—2 周后观察患者血糖改变的情况,如不能达到妊娠期糖尿病(GDM)所要求的血糖控制目标,则应给予地特胰岛素治疗。

妊娠期高血糖包含妊娠期糖尿病(GDM)、妊娠期显性糖尿病(ODM)及孕前糖尿病(PGDM)。妊娠期糖尿病(GDM)占妊娠期高血糖的 83.6%。GDM 诊断标准为:孕期任何时间进行 OGTT 试验,5.1 mmol/L≤空腹血糖<7.0 mmol/L,OGTT 1 小时血糖≥10.0 mmol/L,8.5 mmol/L≤OGTT 2 小时血糖<11.1 mmol/L,任 1 个点血糖达到上述标准即诊断 GDM。由于空腹血糖随孕期进展逐渐下降,孕早期单纯空腹血糖>5.1 mmol/L不能诊断 GDM,需要随访。妊娠期显性糖尿病(ODM)也称妊娠期间的糖尿病,指孕期任何时间被发现且达到非孕人群糖尿病诊断标准,约占孕期高血糖的 8.5%。孕前糖尿病(PGDM)指孕前已经确诊糖尿病,约占孕期高血糖的 7.9%。妊娠期高血糖会增加母胎相关疾病的发生风险,如自发性流产、胎儿畸形、子痫前期、新生儿脑病、巨大儿、新生儿低血糖等,同时还会增加新生儿远期肥胖及 T2DM 的发生风险。

一、妊娠期高血糖血糖控制目标

GDM 人群和 PGDM 人群血糖控制目标见表 2-7。

表 2-7　GDM 人群和 PGDM 人群血糖控制目标

检测时间点	GDM 控制目标	PGDM 控制目标
空腹或餐前	<5.3 mmol/L	3.3—5.6 mmol/L
餐后 1 小时	<7.8 mmol/L	峰值 5.6—7.1 mmol/L
餐后 2 小时	<6.7 mmol/L	
夜间血糖	≥3.3 mmol/L	
HbA1c	<5.5%	<6.0%

二、妊娠期高血糖综合管理与治疗

1. 生活方式干预

（1）妊娠期饮食治疗：原则是保证孕妇和胎儿能量需要，并维持血糖在正常范围，且不发生饥饿性酮症。

（2）妊娠期运动治疗：餐后 30 分钟进行低到中等强度的有氧运动 30 分钟以上，每周运动 3—4 次；运动方式包括步行、上肢抵抗性运动、孕妇广播操、瑜伽等。

（3）合理控制体重增长：单胎妊娠孕期体重合理增长标准见表 2-8。

表 2-8　单胎妊娠孕期体重合理增长标准

怀孕周数	根据孕前 BMI 值推荐的体重增长幅度			
	<18.5 kg/m²	18.5—23.9 kg/m²	24—27.9 kg/m²	≥ 28 kg/m²
早孕期（12 周前）共增加/kg	0.5—2	0.5—2	0.5—2	0.5—2
中晚孕期（12 周后）每周增加/kg	0.44—0.58	0.35—0.5	0.23—0.33	0.17—0.27
建议增重总值/kg	12.5—18	11.5—16	7—11.5	5—9

2. 药物治疗

（1）《中国 2 型糖尿病防治指南（2020）》提出：避免使用口服降糖药物，通过饮食治疗血糖不能控制时，起始胰岛素治疗。饮食控制 3—5 天血糖不达标即启用胰岛素治疗。

（2）迄今，国家药品监督管理局没有批准任何口服降糖药治疗妊娠糖尿病。有一些国外研究证实格列本脲和二甲双胍用于妊娠期间的血糖控制有效、安全。如果正在口服格列本脲和二甲双胍过程中发现怀孕不建议终止妊娠。但格列本脲的应用极易引发低血糖，二甲双胍可以通过胎盘，而且对于它们用于妊娠期间的远期安全性没有追踪观察。胰岛素是目前证实可以安全地用于妊娠期间血糖管理的药物。目前被批准用于妊娠期的胰岛素包括人胰岛素、门冬胰岛素类似物和地特胰岛素类似物。

（3）胰岛素治疗方案：应根据孕妇个体的实际情况和血糖检测结果，选择个体化的胰岛素治疗方案（表 2-9）。

表 2-9　不同人群的胰岛素治疗方案

	方案	适用人群
基础胰岛素治疗	睡前注射中效胰岛素或长效胰岛素类似物	空腹血糖升高
餐前胰岛素治疗	餐前注射超短效人胰岛素类似物或餐前 30 分钟注射短效胰岛素	餐后血糖升高
胰岛素联合治疗	三餐前注射短效胰岛素/超短效人胰岛素类似物＋睡前注射中效胰岛素/长效胰岛素类似物	空腹和餐后血糖同时升高

　　胰岛素治疗期间必须坚持血糖监测。血糖监测的意义:避免低血糖的发生;评估治疗效果,调整血糖达标;改善糖尿病结局。血糖监测的方法:① 血糖控制不稳定时,每日进行 1 次 7 点血糖监测(三餐前、三餐后 2 小时和睡前);② 血糖控制稳定后,每周至少应行 1 次 7 点血糖监测。

三、产后的处理和随访

　　产后坚持母乳喂养有利于改善母婴的代谢水平。妊娠期高血糖患者应在产后第 4—12 周进行第一次 OGTT 试验,诊断标准参照非孕人群。OGTT 对于诊断糖耐量受损更加敏感,因糖化血红蛋白在此期间波动较大,产后随访首选 OGTT 试验。GDM 患者在产后发生糖尿病风险较高,在产后 15—25 年内 50%—70% 患者发生糖尿病。因此,应每 1—3 年进行 1 次 75 g OGTT 试验,该检测频率应根据产后第一次 OGTT 试验的结果、家族史、孕前 BMI、是否用药控制血糖等因素进行适时调整。

糖尿病足病病例

病例简介

李某,男性,67岁,因"血糖升高10年,左足第一趾破溃半月"门诊就诊。

现病史

患者10年前因口干、多饮、多尿于当地医院就诊,测血糖18 mmol/L以上,诊断为2型糖尿病,曾予二甲双胍、格列齐特、吡格列酮等口服降糖药物治疗(具体不详)。近期降糖方案为二甲双胍0.5 g、bid,达格列净10 mg、qd,德谷门冬胰岛素18 U(早餐前)、20 U(晚餐前)皮下注射,血糖控制不佳。患者半个月前修脚后发现左足第一趾皮肤破溃,自行换药包扎处理,于当地诊所抗感染治疗,破溃面逐渐加深并扩大,伴渗液,有臭味,无疼痛感,为进一步就诊来医院,拟"2型糖尿病,糖尿病足"收住入院。饮食及睡眠可,体重无明显下降,二便正常。

既往史

患者高血压病史5年,血压最高180/100 mmHg,平素规律服用硝苯地平控释片30 mg、qd,血压控制可。患者否认冠心病、脑梗死等其他慢性病史,否认结核、肝炎等传染病史,否认外伤手术史,无食物、药物过敏史。患者有吸烟史30年,20支/d。

家族史

患者无家族性遗传病病史,无糖尿病、高血压家族史。

体格检查

体温36.3 ℃,脉搏74次/min,呼吸16次/min,血压135/88 mmHg,身高168 cm,体重82.5 kg,BMI 29.2 kg/m²,神志清,精神可,心肺听诊无特殊,未闻及异常杂音,腹平软,全腹无压痛、反跳痛,肝脾肋下未及,左足第一趾皮肤可见一2 cm×2 cm的破溃面,破溃面皮肤缺损,上有脓性分泌物渗出,有臭味,左足轻度水肿。左侧足背动脉和胫后动脉搏动未及,右侧足背动脉和胫后动脉搏动减弱,四肢肌力、肌张力正常,腱反射正常,神经系统(一)。

辅助检查

空腹血糖10.3 mmol/L,餐后血糖16.5 mmol/L,糖化血红蛋白9.8%。

尿微量白蛋白/尿肌酐:13.9 mg/g。

血脂:低密度脂蛋白胆固醇3.42 mmol/L,其余正常。

肝、肾功能:正常。

血常规:白细胞计数10.15×10⁹/L,中性粒细胞比率79.6%;超敏C反应蛋白87.2 mg/L;DD二聚体2 300 μg/L。

心电图:窦性心律。

腹部 B 超:脂肪肝。

颈动脉血管彩超:双侧颈动脉斑块形成。

足摄片:诸骨未见明显异常。

双下肢 CTA:左侧股动脉远端重度狭窄,左侧腘动脉段闭塞。双下肢动脉粥样硬化伴不同程度狭窄。

振动觉阈值检查:左脚踝反射缺失、针刺痛觉减退,温度觉、振动觉、10 g 尼龙丝触觉正常。右脚均正常。

初步诊断

① 糖尿病足病 Wagner 2 级;② 2 型糖尿病伴多个并发症:糖尿病周围神经病变、糖尿病下肢血管病变;③ 双侧颈动脉斑块;④ 高血压病 3 级(很高危)。

鉴别诊断

血栓闭塞性脉管炎:血栓闭塞性脉管炎是一种累及四肢中、小动静脉的慢性、非化脓性、闭塞性疾病,病理特点是炎性血栓的形成,好发于 45 岁以下吸烟的男性,多发于冬季。免疫炎性反应、感染、高凝状态、遗传因素等可能均参与了疾病的进展。患者早期多表现为病患肢体的发凉、麻木、游走性血栓性静脉炎,可出现间歇性跛行,后期发展为静息痛、患肢远端动脉搏动消失、肢端溃疡或坏死、干湿性坏疽等,可导致截肢。

坏疽性脓皮病:坏疽性脓皮病是一种较少见的慢性炎症性非感染性皮肤疾病,多发于20—50 岁人群。其皮肤损害可发生于身体各处,最多见于下肢皮肤,以迅速发展的疼痛性溃疡为其特征。该疾病发病机制复杂,中性粒细胞功能障碍、适应性免疫、炎症反应等均可能参与其中。

治疗方案

请介入科会诊,行左下肢动脉支架植入术,术后行左足溃疡扩大清创术,病程中多次行创口分泌物培养及药敏检测,并根据结果调整抗生素,创面持续负压吸引,全身营养支持治疗。创面有新鲜肉芽组织生长后继续门诊随访换药。

抗感染:莫西沙星、拉氧头孢。改善循环:前列地尔、银杏叶提取物。抗凝抗聚:低分子量肝素、拜阿司匹林。控制血糖:住院期间予胰岛素泵持续皮下注射。降压:硝苯地平控释片。调脂:阿托伐他汀。

病例点评

1. 糖尿病足病分级

糖尿病足病是糖尿病患者因下肢远端神经异常和不同程度的周围血管病变导致的足部感染、溃疡和/或深层组织破坏。目前临床上最广为接受的糖尿病足病分级方法是 Wagner 分级(表 2 - 10)和 Texas 分级(表 2 - 11)。Wagner 分级在临床和科研中应用最广泛,Texas 分级则更好地体现出足部创面感染和缺血的程度,可以更好地评价创面的严重程度和预测肢体的预后。

表 2-10　糖尿病足的 Wagner 分级

分级	临床表现
0 级	有发生足溃疡的危险因素,但目前无溃疡
1 级	足部表浅溃疡,无感染征象,突出表现为神经性溃疡
2 级	较深溃疡,常合并软组织感染,无骨髓炎或深部脓肿
3 级	深部溃疡,有脓肿或骨髓炎
4 级	局限性坏疽(趾、足跟或前足背),其特征为缺血性坏疽,通常合并神经病变
5 级	全足坏疽

表 2-11　糖尿病足的 Texas 分级

分级	特点	分期	特点
0 级	足部溃疡史	A 期	无感染和缺血
1 级	表浅溃疡	B 期	合并感染
2 级	溃疡累及肌腱	C 期	合并缺血
3 级	溃疡累及骨和关节	D 期	感染和缺血并存

2. 预防

　　糖尿病足病的治疗很困难,需要花费巨额医疗费用,患者承受巨大的痛苦,严重者会导致截肢或死亡。但是糖尿病足病早期预防非常有效。预防糖尿病足病的关键点在于:定期检查患者是否存在糖尿病足病的危险因素;识别出这些危险因素;教育患者及其家属和有关医务人员进行足的保护;穿着合适的鞋袜;去除和纠正容易引起溃疡的因素。应对所有糖尿病患者每年进行全面的足部检查,详细询问以前大血管及微血管病变的病史,评估目前神经病变的症状(疼痛、烧灼、麻木感、感觉异常)和下肢血管疾病(下肢疲劳、跛行)以确定溃疡和截肢的危险因素。检查应包括皮肤视诊(包括有否畸形、胼胝、溃疡皮肤颜色变化)、神经评估(10 g 尼龙丝试验和针刺或振动觉试验或踝反射)、血管评估(下肢和足部血管搏动)。糖尿病足患者及其家属的教育内容包括:每天检查双足,特别是足趾间;有时需要有经验的他人来帮助检查双足;定期洗脚,用干布擦干,尤其是擦干足趾间;洗脚时的水温要合适,低于 37 ℃;不宜用热水袋、电热器等物品直接保暖足部;避免赤足行走;避免自行修剪胼胝或用化学制剂来处理胼胝或趾甲;穿鞋前先检查鞋内是否有异物或异常;不穿过紧的或毛边的袜子或鞋;足部皮肤干燥可以使用油膏类护肤品;每天换袜子;不穿高过膝盖的袜子;水平地剪趾甲;由专业人员修除胼胝或过度角化的组织;一旦有问题,及时至专科医师或护士处诊治。

3. 治疗

　　糖尿病足或周围血管病变的筛查、治疗方案的制定和疗效评估在基层医疗机构处理有困难者,糖尿病外周血管病变导致的间歇性跛行和缺血性疼痛、糖尿病足溃疡或严重足畸形等患者,需要紧急转诊至上一级医院进一步诊治。

　　糖尿病足病的治疗较复杂,常常需要与血管外科、骨科、创面外科、康复科等多个学科联合进行,及时转诊和多学科协作诊疗有助于保留肢体、减少医疗花费。作为内分泌专科,治疗中需要综合采用降糖、降压、调脂、抗凝抗聚、改善循环、根据创面细菌培养和药敏试验结果合理选用抗生素、全身营养支持、物理治疗、中药等多方面的治疗方案。

糖尿病肾病病例

患者简介

张某,女性,75 岁,因"血糖升高 20 年,尿泡沫增多半年"门诊就诊。

现病史

患者 20 年前体检发现血糖升高,测血糖 15 mmol/L 左右,诊断为 2 型糖尿病,起初予胰岛素皮下注射降糖治疗,后调整为口服药物降糖,近期降糖方案为二甲双胍 0.5 g、bid,格列美脲 2 mg、bid,阿卡波糖 100 mg、tid,监测血糖波动于 10—15 mmol/L。患者半年前发现尿泡沫增多,无尿频、尿急、尿痛,无肉眼血尿,未予重视。患者 1 天前来医院门诊,测尿微量白蛋白/尿肌酐 3 200 mg/g,为进一步诊治,拟"2 型糖尿病,蛋白尿"收住入院,饮食及睡眠可,体重无明显下降,大便正常。

既往史

患者高血压病史 10 年,血压最高 200/100 mmHg,平素规律服用硝苯地平控释片 30 mg、qd,自诉血压控制可。患者否认冠心病、脑梗死等其他慢性病史,否认结核、肝炎等传染病史,否认外伤手术史,无食物、药物过敏史,否认烟酒嗜好。

家族史

患者无家族性遗传病病史,无糖尿病、高血压病家族史。

体格检查

体温 36.2 ℃,脉搏 76 次/min,呼吸 16 次/min,血压 146/95 mmHg,身高 150 cm,体重 58 kg,BMI 25.8 kg/m²,神志清,精神可,心肺听诊无特殊,未闻及异常杂音,腹平软,全腹无压痛、反跳痛,肝脾肋下未及,双肾区叩痛阴性。双下肢轻度凹陷性水肿,双侧足背动脉和胫后动脉搏动减弱,四肢肌力、肌张力正常,腱反射正常,神经系统(一)。

辅助检查

空腹血糖 9.4 mmol/L,餐后血糖 13.1 mmol/L,糖化血红蛋白 8.9%。

尿微量白蛋白/尿肌酐:3 200 mg/g。

24 小时尿蛋白:1.2 g/24 h。

血脂:低密度脂蛋白胆固醇 2.52 mmol/L,其余正常。

肝功能:正常。

肾功能:尿素氮 14.5 mmol/L,肌酐 124 mmol/L,eGFR 31.7 mL/min。

尿常规:尿蛋白 2+,尿隐血阴性,尿红细胞阴性。

心电图:窦性心律,ST—T 段改变。

腹部 B 超:脂肪肝。

颈动脉血管彩超:左侧颈动脉斑块形成。

眼底检查:左眼底少量渗出。

ABI、经皮氧分压、感觉阈值:未见明显异常。

初步诊断

① 2 型糖尿病伴多个并发症:糖尿病肾病 G3A2 期、糖尿病视网膜病变非增殖期;② 高血压病 3 级(很高危)。

鉴别诊断

生理性蛋白尿:常常呈一过性,多发生于剧烈运动后、发烧或寒冷时,肾脏本身并无器质性病变,24 小时尿蛋白定量检测结果正常。

急性肾小球肾炎:多见于儿童,男性多于女性,通常于前驱感染后 1—3 周起病,呼吸系统感染者的潜伏期比皮肤感染者更短。患者大多预后较好,通常能在数月后临床自愈,但也有部分患者发展为慢性肾脏病。患者常表现为肾小球性血尿、水肿、一过性高血压、肾功能异常、免疫学检查异常等。

治疗方案

(1) 优质蛋白饮食,推荐蛋白摄入量为 0.8 g/(kg·d),避免使用肾损伤的药物。

(2) 降糖:德谷胰岛素 18 U、皮下注射、睡前,度拉糖肽 1.5 mg、皮下注射、qw。

(3) 降压:硝苯地平控释片 30 mg、qd,厄贝沙坦 150 mg、qd。

(4) 保肾:黄葵胶囊 2.15 g、tid。

(5) 糖网:羟苯磺酸钙 0.5 g、tid。

随访

所有患者每年需检查尿微量白蛋白/尿肌酐比值(UACR)、血清肌酐、血钾水平。CKD 3—4 期患者应密切随访 CKD 相关的代谢紊乱,如血红蛋白、VitD、钙磷代谢、甲状旁腺素等。肾脏病改善全球预后指南建议联合 CKD 分期和蛋白尿分期评估糖尿病肾病的进展风险及随访频率(表 2-12)。

表 2-12 按 eGFR 和 UACR 分类的 CKD 进展风险及就诊频率

CKD 分期	肾脏损害程度	eGFR[mL/(min·1.73 m²)]	白蛋白尿分期		
			A1(UACR<30 mg/g)	A2(UACR 30—300 mg/g)	A3(UACR>300 mg/g)
1 期(G1)	肾脏损伤伴 eGFR 正常	≥90	1(如有 CKD)	1	2
2 期(G2)	肾脏损伤伴 eGFR 轻度下降	60—89	1(如有 CKD)	1	2
3a 期(G3a)	eGFR 轻中度下降	45—59	1	2	3

CKD 分期	肾脏损害程度	eGFR[mL/(min· 1.73 m²)]	白蛋白尿分期		
			A1(UACR< 30 mg/g)	A2(UACR 30— 300 mg/g)	A3(UACR> 300 mg/g)
3b 期(G3b)	eGFR 中重度下降	30—44	2	3	3
4 期(G4)	eGFR 重度下降	15—29	3	3	4
5 期(G5)	肾衰竭	<15 或透析	4	4	4

注:eGFR 为估算肾小球滤过率;UACR 为尿微量白蛋白/尿肌酐比值;CKD 为慢性肾脏病;表格中的数字为建议每年复查的次数;背景颜色代表 CKD 进展的风险:白色为低风险,浅灰色为中风险,灰色为高风险,深灰色为极高风险。

病例点评

糖尿病肾病常常是根据持续存在的 UACR 增高和(或)eGFR 下降,同时排除其他 CKD 而做出的临床诊断。以下情况应考虑非糖尿病肾病并及时转诊至肾脏科,包括:(1)活动性尿沉渣异常(血尿、蛋白尿伴血尿、管型尿);(2)短期内 eGFR 迅速下降;(3)不伴糖尿病视网膜病变(特别是 T1DM);(4)短期内 UACR 迅速增高或出现肾病综合征。糖尿病视网膜病变并非诊断 T2DM 患者糖尿病肾病的必备条件。病理诊断为糖尿病肾病的金标准,病因难以鉴别时可行肾穿刺病理检查,但不推荐糖尿病患者常规行肾脏穿刺活检。

推荐采用随机尿测定 UACR,24 小时尿白蛋白定量与 UACR 诊断价值相当,但操作烦琐。随机尿 UACR>30 mg/g 为尿白蛋白排泄增加。在 3—6 个月内重复检查 UACR,3 次中有 2 次尿白蛋白排泄增加,排除感染等因素即可诊断白蛋白尿。临床上常将 UACR 30—300 mg/g 称为微量白蛋白尿,UACR>300 mg/g 称为大量白蛋白尿。UACR 升高与 eGFR 下降、心血管事件、死亡风险增加密切相关。推荐测定血清肌酐,使用慢性肾脏病流行病学合作研究(CKD-EPI)或肾脏病膳食改良试验(MDRD)公式计算 eGFR。当患者 eGFR< 60 mL/(min·1.73 m²)时,可诊断为 GFR 下降。

治疗建议对糖尿病肾病患者进行不良生活方式调整、危险因素控制(高血糖、高血压、脂代谢紊乱)、糖尿病教育等综合管理。降糖方面,研究显示钠-葡萄糖协同转运蛋白 2 抑制剂(SGLT2i)有降糖以外的保护肾脏效果。对糖尿病肾病患者,推荐 eGFR>45 mL/(min· 1.73 m²)的患者使用 SGLT2i,以达到延缓糖尿病肾病进展以及降低心血管事件风险的目标。胰高血糖素样肽-1 受体激动剂(GLP-1RA)可以减少糖尿病患者新发的大量白蛋白尿风险,可考虑给 eGFR>30 mL/(min·1.73 m²)的糖尿病患者使用。部分口服降糖药需要根据肾功能调整剂量(表 2-13)。肾功能不全的患者可优先选择从肾脏排泄较少的降糖药,严重肾功能不全患者宜采用胰岛素治疗。

降压方面,合理的降压治疗可延缓糖尿病肾病的进展。推荐 18 岁以上的非妊娠糖尿病患者应把血压控制在 130/80 mmHg 以内。对糖尿病伴高血压且 UACR>300 mg/g 或 eGFR<60 mL/(min·1.73 m²)的患者,强烈推荐 ACEI 或 ARB 类药物治疗。这类患者

ACEI 或 ARB 类药物不仅减少心血管事件,而且延缓肾病进展及终末期肾病的发生。对伴高血压且 UACR 为 30—300 mg/g 的糖尿病患者,推荐首选 ACEI 或 ARB 类药物治疗。对于这些患者,ACEI 或 ARB 类药物可延缓白蛋白尿进展和减少心血管事件。对不伴高血压但 UACR≥30 mg/g 的糖尿病患者,使用 ACEI 或 ARB 类药物可延缓白蛋白尿进展,但尚无证据显示 ACEI 或 ARB 可减少主要肾脏终点事件(如终末期肾病)。治疗期间应定期随访 UACR、血清肌酐、血钾水平,调整治疗方案。

表 2-13　根据 eGFR 分期的降糖药物剂量调整一览表

降糖药物	eGFR[mL/(min・1.73 m²)]				
	≥60	59—45	44—30	29—15	<15
双胍类					
二甲双胍	常量	减量	禁用	禁用	禁用
SGLT2i					
达格列净	常量	常量	慎用	禁用	禁用
恩格列净	常量	常量	慎用	禁用	禁用
卡格列净	常量	减量	慎用	禁用	禁用
GLP-1RA					
利拉鲁肽	常量	常量	常量	常量	禁用
司美格鲁肽	常量	常量	常量	常量	禁用
度拉糖肽	常量	常量	常量	常量	禁用
艾塞那肽	常量	常量	常量	禁用	禁用
利司那肽	常量	常量	常量	禁用	禁用
DPP-4i					
西格列汀	常量	常量	减量	减量	减量
沙格列汀	常量	常量	减量	减量	减量
维格列汀	常量	常量	减量	减量	减量
利格列汀	常量	常量	常量	常量	常量
阿格列汀	常量	减量	减量	减量	减量
磺脲类					
格列本脲	常量	禁用	禁用	禁用	禁用
格列美脲	常量	减量	禁用	禁用	禁用
格列齐特	常量	减量	减量	禁用	禁用
格列吡嗪	常量	减量	减量	禁用	禁用
格列隆酮	常量	常量	常量	慎用	慎用

降糖药物	eGFR[mL/(min · 1.73 m²)]				
	≥60	59—45	44—30	29—15	<15
格列奈类					
那格列奈	常量	常量	常量	常量	减量
瑞格列奈	常量	常量	常量	常量	慎用
α-糖苷酶抑制剂					
阿卡波糖	常量	常量	常量	常量	禁用
伏格列波糖	常量	常量	常量	慎用	慎用
米格列醇	常量	常量	常量	禁用	禁用
噻唑烷二酮类					
吡格列酮	常量	常量	常量	禁用	禁用
罗格列酮	常量	常量	常量	禁用	禁用

注:eGFR 为估算肾小球滤过率;SGLT2i 为钠-葡萄糖协同转运蛋白 2 抑制剂;GLP－1RA 为胰高血糖素样肽－1 受体激动剂;DPP-4i 为二肽基肽酶Ⅳ抑制剂。图中白色表示可以常规剂量使用,无须调整剂量;浅灰色表示需减量使用;灰色表示证据有限,谨慎使用;深灰色表示禁止使用。

糖尿病酮症酸中毒病例

病例简介

张某,男性,35岁,因"反复呕吐伴腹痛3天"门诊就诊。

现病史

患者3天前吃炸鸡后出现恶心、呕吐,呕吐物为胃内容物,伴有腹痛、发热(体温未监测)、头晕、腹胀,其间服用大量含糖饮料约2 000 mL。外院行血气提示:pH 7.10,$PaCO_2$ 23.1 mmHg,PaO_2 111.8 mmHg,碱剩余-21 mmol/L,乳酸5.1 mmol/L,钾离子7.35 mmol/L,血糖及血酮高(具体不详),腹部CT见部分肠腔积液扩张,考虑糖尿病酮症酸中毒、不完全性肠梗阻可能,予补液、胰岛素降血糖、降钾、禁食、胃肠减压。白细胞计数23.2×10^9/L,降钙素原2.7 ng/mL,予环丙沙星及美罗培南抗感染。经处理后患者乏力、口干症状无明显好转,监测肌酐升高至224 μmol/L,为进一步诊治转至医院。急诊查体温37.0 ℃,心率76次/min,血压96/61 mmHg,神清。查血气:pH 7.377,$PaCO_2$ 39.4 mmHg,PaO_2(测定)81.5 mmHg,碳酸氢根浓度22.8 mmol/L,钾离子5.1 mmol/L,葡萄糖18.9 mmol/L,肌酐165 μmol/L,肌酸激酶1 358 U/L,予补液600 mL,经我科会诊后拟"糖尿病酮症酸中毒"收住我科。病程中患者无多食、多尿,无四肢酸痛,精神萎靡,睡眠欠佳,禁食,保留导尿,大小便正常,近1个月体重减轻约10 kg。

既往史

患者否认高血压病、冠心病病史,否认食物、药物过敏史,否认手术外伤输血史。患者1周内进食小龙虾,发病前跑步4 km/d。患者否认烟酒嗜好。

家族史

患者外公有糖尿病史。

体格检查

T 36.7 ℃,HR 93次/min,SpO_2 96%,BP 93/56 mmHg,SpO_2 99%(鼻导管吸氧2 L/min),神志清,精神萎靡,双瞳孔等大等圆,直径2 mm,对光反射灵敏,皮肤、巩膜无黄染,颈无抵抗,双肺听诊呼吸音粗,未闻及明显干、湿性啰音,心脏听诊律齐,各瓣膜区未闻及杂音,腹软,无压痛及反跳痛,Murphy征阴性,肝肾区无叩击痛,肠鸣音约3次/min,生理反射存在,病理征未引出,肌力及肌张力正常,双下肢无水肿。留置导尿,尿色清。

辅助检查

急诊血气分析(组套):pH 7.377,$PaCO_2$ 39.4 mmHg,PaO_2(测定)81.5 mmHg,SpO_2(测量)96.8%。碳酸氢根浓度22.8 mmol/L,钠离子139 mmol/L,钾离子5.1 mmol/L,氯离子107 mmol/L,葡萄糖18.9 mmol/L,Lac 1.2 mmol/L。

急诊血常规:白细胞计数16.48×10^9/L,血红蛋白量134 g/L,血小板计数152×10^9/L,中性粒细胞比率 85.5%,超敏 C 反应蛋白 37.34 mg/L,肌钙蛋白 I 1.2 ng/mL,降钙素原 2.2 ng/mL,N 端-前脑钠肽测定 2 780 pg/mL。

急诊生化:总蛋白 55.0 g/L,白蛋白 32.6 g/L,非结合胆红素 11.3 μmol/L,丙氨酸氨基转移酶 29 U/L,天冬氨酸氨基转移酶 71 U/L,尿素 17.5 mmol/L,肌酐 165 μmol/L,尿酸 580 μmol/L,肌酸激酶 1 358 U/L。

胸腹盆 CT 平扫:① 左肺上叶、右侧斜裂微结节,两肺少量渗出,双侧胸腔积液伴肺组织膨胀不全;② 脂肪肝;③ 盆腔积液;④ 胆囊内高密度,双肾皮质密度略高,考虑造影剂沉积。

初步诊断

① 2 型糖尿病,糖尿病酮症酸中毒;② 急性肾损伤(AKI)2 级。

鉴别诊断

高血糖高渗状态:有或无糖尿病史中老年人,出现反应迟钝、烦躁或淡漠、嗜睡甚至昏迷等精神症状,有引起脱水或导致高血糖的诱因,血糖大多>33.3 mmol/L,有效血浆渗透压>320 mmol/L,尿糖强阳性,尿酮体弱阳性或阴性,根据患者急诊血气分析结果,血浆渗透压<300 mmol/L,暂不考虑糖尿病高渗状态。表 2-14 是糖尿病酮症酸中毒的诊断标准。

表 2-14　糖尿病酮症酸中毒诊断标准

标准	ADA	UK	AACE/ACE
出版时间/年	2009	2013	2016
血糖浓度/(mmol/L)	>13.9(250 mg/dL)*	>11(>200 mg/dL)或确诊糖尿病	NA
pH	轻度 7.25—7.30;中度 7.00—7.24;重度 <7.00	<7.3(重度 <7.0)	<7.3
碳酸氢盐浓度(mmol/L 或 mEq/L)	轻度 15—18;中度 10—14.9;重度 <10	<15(重度 <5)	NA
阴离子间隙: Na⁺ − (Cl⁻ +HCO₃⁻)	轻度 >10,中度 >12,重度 >12	NA(重度 >16)	>10
尿乙酰乙酸(硝普钠反应法)	阳性	阳性	阳性
血 β-羟基丁酸/(mmol/L)	NA†	≥3(31 mg/dL)(重度 >6)	≥3.8(40 mg/dL)
意识状态	轻度:清醒;中度:清醒或嗜睡;重度:昏睡或昏迷	NA	嗜睡、昏睡或昏迷

注:AACE/ACE:美国临床内分泌医师协会/美国内分泌学会;ADA:美国糖尿病学会;NA:指南中未提及。

*2019 年 ADA 指南就 2009 年版此处注释"变化范围从正常血糖至轻度高血糖及酸中毒直至严重高血糖、脱水乃至昏迷"。

†2019 年 ADA 指南引用 2016 年最新综述:β-羟基丁酸更新为>3 mmol/L。

表 2-15 是成人高血糖高渗的鉴别要点。

表 2-15　成人高血糖高渗综合征的诊断标准

标准	ADA	UK
出版时间/年	2009	2015
血浆葡萄糖浓度/(mmol/L)	>33.3	>30
pH	>7.30	>7.30
碳酸氢根浓度/(mmol/L)	>18	>15
阴离子间隙:$Na^+-(Cl^-+HCO_3^-)$	NA^+	NA
尿乙酰乙酸(硝普钠反应法)	阴性或弱阳性	NA
血 β-羟基丁酸/(mmol/L)	NA	<3
渗透压/(mmol/kg)	>320	≥320
症状	昏睡或昏迷	重度脱水及不适感

乳酸性酸中毒:糖尿病患者有服用双胍类药物史,存在慢性缺氧性疾病,肝肾功能障碍者,较快出现意识障碍、昏迷,血乳酸>5 mmol/L,pH<7.35,HCO_3^- 浓度、CO_2CP(CO_2 结合力)降低,阴离子间隙增大。患者起病初期有乳酸升高,予补液后已降至正常,需动态监测血乳酸水平。

治疗

① 糖尿病酮症酸中毒:入科后查血气血糖,葡萄糖 16.26 mmol/L、血酮体 0.2 mmol/L,予小剂量胰岛素泵入控制血糖,予补液,血糖降至 13.9 mmol/L 时改为 5% 葡萄糖补液,监测患者血糖及血酮水平。② AKI 2 级:患者入科时查血气钾离子 4.69 mmol/L,监测患者尿量、血钾水平,复查肌酸激酶、肾功能,谨慎补钾,予水化、碱化,慎用肾毒性药物。③ 患者急诊查 TnI、NT-proBNP升高,心电图无明显异常,关注患者有无胸闷、胸痛等不适的主诉,动态复查心电图及心肌梗死定量。④ 查淀粉酶及脂肪酶升高,CT 未见胰周渗出,关注患者腹部体征变化,动态复查。

随访

患者病情危重,积极住院治疗,待病情平稳后制定降糖方案。

病例点评

糖尿病酮症酸中毒是糖尿病最常见的急性并发症之一,具有发病率高、发病迅速、病情变化快及病情危重等特征。糖尿病酮症酸中毒引起的渗透性利尿、水电解质紊乱、酸碱平衡紊乱等因素,以及酮体从肾脏排出时带走大量水分,导致血容量下降、肾小球滤过率下降,使得同时合并急性肾损伤的发病率高达 50%。对以腹痛、恶心、呕吐为首发症状,合并淀粉酶升高的患者,要仔细鉴别是否为胰腺炎,动态观察腹部 CT 胰周渗出情况。

治疗应以补液、纠正电解质紊乱、选择合理胰岛素为主要原则,具体措施如下:

静脉补液:① 使用 0.9% 的氯化钠溶液(生理盐水)开始输液治疗,第 1 小时 1 000—

1 500 mL 生理盐水;② 第 1 小时后,根据患者的血流动力学和电解质状态调整静脉输液速率,一般维持在 250—500 mL/h,补液 1 小时后校正钠浓度正常或升高的患者可转换为 0.45%氯化钠;③ 当血糖接近正常时,在静脉输液中加入葡萄糖,以足以消除酮症酸中毒但不引起低血糖的速率继续输注胰岛素,当血糖低于 11 mmol/L(200 mg/dL)时开始应用 5%葡萄糖。

纠正电解质紊乱:糖尿病酮症酸中毒患者有整体钾缺乏,评估肾功能无禁忌(存在尿量)后必须补钾,当血清钾<5.2 mmol/L(<5.2 mEq/L)时,每升输液中加入钾 20—30 mmol(20—30 mEq)。需要注意的是,因为胰岛素治疗促进钾向细胞内转移,血清钾<3 mmol/L(<3 mEq/L)时,建议不应开始胰岛素治疗,以免加重低钾血症。

使用胰岛素:① 在开始液体复苏和纠正低钾血症之前,不应静脉使用胰岛素,如若使用胰岛素,先给予 0.1 U/kg 的负荷量,再以 0.1 U/(kg·h)的速率静脉输注胰岛素。② 为缓解糖尿病酮症酸中毒需根据情况调整静脉胰岛素速率,相较第 1 小时的血糖浓度,若血糖下降速率低于每小时 3—4 mmol/L(50—75 mg/dL),胰岛素输注速率应每小时增加直至血糖开始稳定下降。③ 停止输注胰岛素的条件:在连续 2 次检测中,血清阴离子间隙降至正常[(12±2) mmol/L],静脉血 pH>7.30 或血清 HCO_3^- 浓度>15 mmol/L。当满足上述条件后,患者可从静脉输注胰岛素转为皮下注射胰岛素。首次皮下注射胰岛素应在停止静脉输注胰岛素前给予,以允许皮下注射药物的吸收。速效胰岛素的起效时间约为 15 分钟,而短效胰岛素的起效时间为 30—60 分钟。最方便的转为皮下注射胰岛素时间是恰好在进餐前。④ 待酮症酸中毒纠正后予以合理的降糖方案治疗。

糖尿病视网膜病变病例

病例简介

张某,女性,53 岁,因"体检发现血糖升高 10 年余,左眼视力下降 4 天"门诊就诊。

现病史

患者 10 余年前体检发现血糖升高(具体不详),于当地就诊,诊断为"2 型糖尿病"。10 多年来患者多次调整降糖方案,目前降糖方案为"德谷胰岛素 20 U 临睡前皮下注射,达格列净 5 mg 早餐前口服"。4 天前患者无明显诱因出现左眼视力下降,渐进性加重,无畏光、流泪、眼胀等局部伴随症状,遂来医院就诊,经检查诊断为"糖尿病视网膜病变,左眼玻璃体积血",门诊拟"2 型糖尿病,左眼玻璃体积血"收治入院。

既往史

患者既往身体状况一般,2021 年 7 月 8 日因"左眼玻璃体积血"于医院行"左眼白内障超声乳化摘除＋玻璃体切除＋增殖膜剥除＋视网膜复位＋眼内光凝＋冷凝＋人工晶体植入＋硅油注入术"。2021 年 11 月 14 日患者因"左眼硅油注入术后"在医院行"左眼硅油取出＋玻璃体切除＋玻璃体灌洗＋注气术",手术顺利。2022 年 1 月 13 日患者因"右眼玻璃体积血"于医院行"右眼白内障超声乳化摘除＋玻璃体切除＋增殖膜剥除＋视网膜复位＋激光光凝＋人工晶体植入＋C3F8 注气术"。患者有高血压病史 9 个月,最高血压 170/110 mmHg,目前口服琥珀酸美托洛尔缓释片,自诉血压控制可。患者否认冠心病、脑梗死等慢性疾病史,否认肝炎、结核等传染病史,否认外伤史,否认输血史,否认食物、药物过敏史,预防接种随社会人群进行。

家族史

无特殊。

体格检查

入院查体:T 36.3 ℃,P 100 次/min,R 18 次/min,BP 136/80 mmHg,神志清,精神可,步入病房,自主体位,查体合作。全身皮肤黏膜正常,全身体表淋巴结未触及肿大。头颅无畸形,颈软,气管居中;胸廓无畸形,两肺呼吸音清;心率 100 次/min,律齐,各心脏瓣膜听诊区未闻及杂音及心包摩擦音。腹平软,无压痛、反跳痛,生理反射正常存在,病理反射未引出。

专科情况:右眼视力 0.2,左眼视力限手动/眼前,双眼光定位各方向正常,红、绿光可辨别,眼睑位置正常,双眼泪道通畅,双眼角膜透明,前房中深,双眼瞳孔等大等圆,对光反射灵敏,双眼人工晶体在位。右眼眼底视网膜平伏,左眼玻璃体积血,视网膜窥不清。右眼眼压 12.0 mmHg,左眼眼压 13.7 mmHg。

辅助检查

胸片:右肺上叶条状致密影,考虑继发性结核可能,进一步检查。

左眼 B 超:玻璃体积血。

初步诊断

① 2 型糖尿病,2 型糖尿病性视网膜病变;② 左眼玻璃体积血;③ 双眼玻璃体积血切除术后;④ 双眼人工晶体眼;⑤ 高血压病 3 级(很高危)。

鉴别诊断

视网膜静脉阻塞(RVO):分 CRVO 和 BRVO。CRVO 为筛板或其后水平的视网膜中央静脉阻塞,发病特征为各象限的视网膜静脉扩张、迂曲,视网膜内水肿、火焰状出血,视盘水肿等;BRVO 常见视网膜分支静脉的视网膜表层出血、视网膜水肿及棉绒斑,阻塞的静脉扩张、弯曲。

年龄相关性黄斑变性(AMD):主要有玻璃膜疣和 RPE 异常改变。湿性 AMD 因玻璃膜疣引起的 Bruch 膜损害,诱发脉络膜的毛细血管向外层长出新生血管(CNV),CNV 出血呈暗红色,大的可遍及后极部,也可达周边部或形成玻璃体出血。

诊疗方案

① 完善术前常规检查:血常规,PT＋APTT,肝肾功能,心电图及术眼角膜内皮等相关专科检查;② 术中及术后可能出现情况向患者及家属交代清楚,择期手术治疗;③ 严格控制血糖,监测糖化血红蛋白,监测血糖谱。

随访

严格控制血糖。定期专科门诊行并发症筛查。

病例点评

糖尿病视网膜病变是一种慢性炎症性疾病,白细胞与视网膜血管的黏附、大量炎症因子参与、血-视网膜屏障的破坏在糖尿病视网膜病变的发生发展、视力损害中起到至关重要的作用。流行病学调查研究显示,我国总人群中糖尿病视网膜病变的发病率为 1.14%,糖尿病患者中的发病率为 18.45%。糖尿病视网膜病变前期可无自觉症状,后期可导致视力受损甚至致盲,所致的视力丧失可能继发于黄斑水肿、新生血管出血、视网膜脱离或新生血管性青光眼。机制与氧化应激、多元醇代谢通路异常、蛋白质非酶糖基化产物堆积、蛋白激酶 C(PKC)活化、血管紧张素转换酶系统及血管内皮生长因子(VEGF)、胰岛素样生长因子-1(IGF-1)等细胞因子的作用相关。主要的治疗手段有:① 激光光凝治疗。② 抗 VEGF 药物(阿柏西普、贝伐单抗、雷珠单抗、康柏西普),此类药物对黄斑水肿和眼底新生血管性疾病的治疗方面有良好的疗效。③ 糖皮质激素类药物,如糖皮质激素具有稳定视网膜屏障的功能,对新生血管形成以及炎性反应也有良好的抑制作用,地塞米松玻璃体植入剂也能够提高糖尿病视网膜病变的治疗效果。④ 控制血压、血糖等代谢紊乱,与采用其他口服降糖药进行治疗相比,用二甲双胍治疗后可显著降低糖尿病视网膜病变的发生风险,高血压是糖尿病视网膜病变发生和发展的重要危险因素之一,收缩压每上升 10 mmHg,糖尿病视网膜病变的发生风险升高 10%,增殖性糖尿病视网膜病变的发生风险则升高 15%。赖诺普利除了能够降低血压外还可有效预防视网膜病变,同时在降低增殖性糖尿病视网膜病变的发生风险方面疗效确切;坎地沙坦对于延缓 1 型和 2 型糖尿病视网膜病变具有显著效果;依那普利与氯沙坦均可有效延缓 T1DM 引起的视网膜病变进展。⑤ 玻璃体切割术。

糖尿病神经病变病例

病例简介

张某,男性,58岁,因"体检发现血糖升高10年余,足部疼痛1个月"门诊就诊。

现病史

患者10年前发现血糖升高,诊断为2型糖尿病,10年来多次调整降糖方案,目前降糖方案为"甘精胰岛素16 U临睡前皮下注射,二甲双胍恩格列净1片口服、bid"。1个月前患者无明显诱因出现足部疼痛,双足对称性,为针刺样疼痛,自觉疼痛过敏,伴胸闷、头昏,眼内干涩、异物感,口腔异味,面部黑色素沉着,于医院门诊就诊,诊断为"2型糖尿病,糖尿病性周围神经病",予"依帕司他片50 mg口服、tid,贝前列素钠片20 μg口服、tid,甲钴胺片0.50 mg口服、tid"治疗。治疗后症状改善不明显,现拟"2型糖尿病周围神经病变"收住我科。

既往史

患者既往有腔隙性脑梗死病史,有心律失常、持续性心房颤动病史,口服甲苯磺酸艾多沙班片30 mg、qd,西洛他唑片50 mg、bid,参松养心胶囊2粒、tid,控制一般,有酒精性肝炎病史,口服熊去氧胆酸胶囊1粒、hs,有腰椎间盘突出症病史2年,保守治疗。患者否认冠心病、高血压病等慢性疾病史,否认结核、肝炎等传染病史,否认外伤史,否认输血史,否认食物、药物过敏史,预防接种随社会人群进行。

家族史

无特殊。

体格检查

T 36.5 ℃,P 72次/min,R 18次/min,BP 103/72 mmHg,神志清,精神可,自主体位,正常面容,查体合作。面部皮肤黝黑,腹部陈旧性手术瘢痕,全身皮肤黏膜无黄染、皮疹,全身浅表淋巴结未触及肿大。头颅无畸形,巩膜无黄染,结膜无充血,双侧瞳孔等大等圆,直径3 mm,对光反射灵敏,集合反射存在。耳鼻无异常分泌物。唇无发绀,咽部无明显充血,伸舌居中,双侧扁桃体无肿大。颈软,气管居中,颈静脉无怒张,双侧甲状腺未触及。胸廓无畸形,叩诊呈清音,双肺呼吸音清,未闻及干湿、性啰音。心前区无隆起,心界无明显扩大,心率72次/min,心律绝对不齐,第一心音强弱不等,未闻及明显杂音。腹平软,全腹无压痛和反跳痛,肝脾肋下未及,双肾区无叩击痛,移动性浊音阴性,肠鸣音4次/min。脊柱、四肢无畸形,关节无红肿,双下肢无水肿,未见静脉曲张,双侧足背及胫后动脉搏动减弱。生理反射存在,病理反射未引出。

辅助检查

胸部 CT 平扫示两肺下叶局灶性肺气肿,两肺下叶索条灶,心影增大,动脉粥样硬化。

初步诊断

① 2 型糖尿病,糖尿病性周围神经病变;② 腰椎间盘突出症;③ 心律失常,持续性心房颤动;④ 酒精性肝炎;⑤ 肺气肿;⑥ 腔隙性脑梗死;⑦ 动脉粥样硬化。

治疗方案

积极严格控制血糖,行并发症筛查,早期干预糖尿病神经病变,改善生活方式,营养神经药物,抗氧化应激药物,抑制醛糖还原酶活性药物,改善微循环药物。

随访

严格控制血糖。定期专科门诊行并发症筛查。

病例点评

糖尿病神经病变的类型为远端对称性多发性神经病变(DSPN)和自主神经病变,其中DSPN 是最常见的类型,约占糖尿病神经病变的 75%,也被称为糖尿病周围神经病变。

DSPN 的诊断标准为:① 具有明确的糖尿病病史。② 在确诊糖尿病时或确诊之后出现神经病变。③ 出现神经病变的临床症状,如疼痛、麻木、感觉异常等,5 项检查(踝反射、振动觉、压力觉、温度觉、针刺痛觉)任意 1 项异常;若无临床症状,则 5 项检查任意 2 项异常也可诊断。④ 除外其他原因所致的神经病变,包括具有神经毒性的药物(如化疗药物)、维生素 B_{12} 缺乏、颈腰椎疾病(压迫、狭窄、退行性变)、脑梗死、慢性炎症性脱髓鞘性神经病变、遗传性神经病变和血管炎、感染(如获得性免疫缺陷综合征)及肾功能不全引起的代谢毒物对神经的损伤。如根据以上检查仍不能确诊,需要进行鉴别诊断,可以进行神经电生理检查。

DSPN 的诊断分层:① 确诊,有 DSPN 的症状或体征,同时神经传导测定或小纤维神经功能检查异常。② 临床诊断,有 DSPN 的症状和 1 项以上阳性体征,或无症状但有 2 项以上阳性体征。③ 疑似,有 DSPN 的症状或体征(任意 1 项)。④ 亚临床:无 DSPN 的症状和体征,仅神经传导测定或小纤维神经功能检查异常。

根据糖尿病神经病变的分类,严格控制血糖管理,严格饮食及运动管理是前期,针对不同的病因提出不同的治疗方案。

参考文献

[1] 葛均波,徐永健. 内科学(第八版)[M].北京:人民卫生出版社,2013:733-752.

[2] 中华医学会内分泌学分会脂代谢学组. 中国 2 型糖尿病合并血脂异常防治专家共识(2017 年修订版)[J]. 中华内分泌代谢杂志, 2017, 33(11):925-936.

[3] 中华医学会糖尿病学分会糖尿病教育与管理学组. 中国 2 型糖尿病自我管理处方专家共识(2017 年版)[J]. 中华糖尿病杂志, 2017, 9(12):740-750.

[4] 中华医学会妇产科学分会产科学组. 妊娠期高血糖诊治指南(2022)[J].中华妇产科杂志,2022,57(2):81-90.

［5］ Stevens P E, Levin A. Evaluation and management of chronic kidney disease：synopsis of the kidney disease：improving global outcomes 2012 clinical practice guideline［J］. Annals of Internal Medicine, 2013, 158(11)：825-830.

［6］ 中华医学会糖尿病学分会. 中国 2 型糖尿病防治指南(2020 年版)［J］. 中华糖尿病杂志, 2021, 13(4)：315-409.

［7］ 中华医学会糖尿病学分会, 中华医学会内分泌学分会. 中国成人 2 型糖尿病合并心肾疾病患者降糖药物临床应用专家共识［J］. 中华内分泌代谢杂志, 2020, 36(6)：458-468.

［8］ Gerstein H C, Colhoun H M, Dagenais G R, et al. Dulaglutide and renal outcomes in type 2 diabetes：an exploratory analysis of the REWIND randomised, placebo-controlled trial［J］. Lancet, 2019, 394(10193)：131-138.

［9］ 中华医学会糖尿病学分会微血管并发症学组. 中国糖尿病肾脏病防治指南(2021 年版)［J］. 中华糖尿病杂志, 2021, 13(8)：762-784.

［10］ American Diabetes Association. Microvascular complications and foot care：standards of medical care in diabetes-2020［J］. Diabetes Care, 2020, 43 Suppl 1：S135-S151.

［11］ O'Hare P, Bilbous R, Mitchell T, et al. Low-dose ramipril reduces microalbuminuria in type 1 diabetic patients without hypertension：results of a randomized controlled trial［J］. Diabetes Care, 2000, 23(12)：1823-1829.

［12］ Marre M, Lievre M, Chatellier G, et al. Effects of low dose ramipril on cardiovascular and renal outcomes in patients with type 2 diabetes and raised excretion of urinary albumin：randomised, double blind, placebo controlled trial (the DIABHYCAR study) ［J］. BMJ, 2004, 328(7438)：495.

［13］ 中华医学会糖尿病学分会, 国家基层糖尿病防治管理办公室. 国家基层糖尿病防治管理手册(2022)［J］. 中华内科杂志, 2022, 61(7)：717-748.

案例相关练习题

一、单选题

1. 患者男性,61 岁,患有高血压病 8 年,同时伴有 2 型糖尿病,尿蛋白(＋),降压药物的最佳选择为　　　　　　　　　　　　　　　　　　　　　　　　　　　(　)

   A. 利尿剂　　　　　　　　B. 钙通道阻滞剂　　　　　　C. ACEI

   D. α受体阻滞剂　　　　　E. β受体阻滞剂

2. 患者男性,70 岁,高血压病 10 年伴有慢性阻塞性肺病,心电图显示Ⅰ度房室传导阻滞,不宜选用的降压药物是　　　　　　　　　　　　　　　　　　　　　　(　)

   A. 卡托普利　　　　　　　B. β受体阻滞剂　　　　　　C. 硝苯地平

   D. 哌唑嗪　　　　　　　　E. 利尿剂

3. 某高血压病患者与人口角时,血压升至 250/122 mmHg,发生癫痫样抽搐、呕吐、意识模糊等中枢神经系统功能障碍表现,脑 CT 未见明显异常,最有可能的诊断为

   　　　　　　　　　　　　　　　　　　　　　　　　　　　　　　　　(　)

   A. 高血压脑病　　　　　　B. 脑出血　　　　　　　　　C. 蛛网膜下腔出血

   D. 脑梗死　　　　　　　　E. TIA

4. 患者女性,45 岁,突然头痛、多汗、心悸,测血压 200/120 mmHg,于 2 小时后症状自行消失,血压恢复正常,最有可能的诊断为　　　　　　　　　　　　　　(　)

   A. 甲状腺功能亢进　　　　B. 嗜铬细胞瘤　　　　　　　C. 肾动脉狭窄

   D. 皮质醇增多症　　　　　E. 醛固酮增多症

5. 男性,40 岁,陈旧性心肌梗死 3 年,高血压病史 4 年,BP 150/95 mmHg,心率为 90次/min,降压治疗宜首选　　　　　　　　　　　　　　　　　　　　　　　(　)

   A. α受体阻滞剂　　　　　B. β受体阻滞剂　　　　　　C. 利尿剂

   D. 二氢吡啶类钙通道阻滞剂 E. 复方降压片

6. 男性,68 岁,原发性高血压 30 年,肾功能不全 3 年,现尿少,水肿,血钾为 5.6 mmol/L,不能应用的降压药物是　　　　　　　　　　　　　　　　　　　　　　(　)

   A. α受体阻滞剂　　　　　B. β受体阻滞剂　　　　　　C. 利尿剂

   D. 钙通道阻滞剂　　　　　E. ACEI

7. 2 型糖尿病患者控制高血糖的一线用药和联合用药中的基础用药是　　　　(　)

   A. 双胍类降糖药　　　　　B. 磺脲类降糖药　　　　　　C. α-葡萄糖苷酶抑制剂

   D. 噻唑烷二酮类药　　　　E. 胰岛素

8. α-葡萄糖苷酶抑制剂的最佳服用时间是　　　　　　　　　　　　　　　(　)

   A. 晨起空腹　　　　　　　B. 餐前半小时　　　　　　　C. 与进餐同时

   D. 餐后半小时　　　　　　E. 任何时间

9. 41 岁男性,有糖尿病家族史,口服糖耐量试验血糖结果为空腹 5.9 mmol/L、2 小时10.2 mmol/L,该男子诊断为　　　　　　　　　　　　　　　　　　　　(　)

   A. 正常　　　　　　　　　B. 糖耐量减低　　　　　　　C. 空腹血糖受损

   D. 1 型糖尿病　　　　　　E. 2 型糖尿病

10. 70 岁女性,2 型糖尿病病史 18 年,口服磺胺类降糖药。3 个月前因剪脚趾甲时不慎剪伤左侧拇趾,渐出现溃疡,经自行消毒、抗感染治疗至今未愈,空腹血糖 7.9 mmol/L,餐后 2 小时血糖 13.1 mmol/L,糖化血红蛋白 7.3%。该患者血糖控制的最佳治疗方案是 (　　)

A. 增加磺脲类口服降糖药量

B. 加用二甲双胍

C. 加用 α-葡萄糖苷酶抑制剂

D. 加用噻唑烷二酮类药

E. 改用胰岛素制剂

11. 49 岁男性,有糖尿病史 10 年,目前每日皮下注射混合胰岛素治疗,早餐前 38 U,晚餐前 26 U,每日进食规律,主食为 300—350 g。患者近期查空腹血糖 12.1 mmol/L,餐后血糖 7.8—10.2 mmol/L。为明确空腹高血糖的原因最有意义的检查是 (　　)

A. 多次测定空腹血糖　　　B. 多次测定餐后血糖　　　C. 测定糖化血红蛋白

D. 夜间血糖测定　　　E. OGTT 试验

12. 53 岁男性,身高 171 cm,体重 85 kg,近 3 个月来经常感觉口渴,饮水量增加明显。患者测空腹血糖 9.1 mmol/L,餐后血糖 14.2 mmol/L 系初次发现血糖增高,过去无糖尿病史。对该患者的治疗建议是 (　　)

A. 饮食及运动治疗　　　B. 磺脲类降糖药　　　C. 双胍类降糖药

D. α-葡萄糖苷酶抑制剂　　　E. 胰岛素

13. 男,47 岁,身高 172 cm,体重 77 kg,近 1 年来感觉口渴、多饮,空腹血糖 8.3 mmol/L,餐后 2 小时血糖 14.5 mmol/L,糖化血红蛋白 7.1%。该患者运动时应注意的原则是 (　　)

A. 有时间就多运动,没有时间就不运动

B. 必须选择较高强度的运动,如舞蹈、有氧健身、慢跑、游泳

C. 每周至少运动 150 分钟,如每日 30 分钟,一周 5 天;最好进行 2 次轻至中度阻力性肌肉运动

D. 若血糖 >14 mmol/L 则加强运动

E. 不需要根据运动量调整饮食和药物

14. 66 岁女性,确诊 2 型糖尿病 2 年,目前口服二甲双胍缓释片。可以作为评价患者长期血糖控制水平的金指标为 (　　)

A. 空腹血糖　　　B. 餐后 2 小时血糖　　　C. 基础胰岛素水平

D. 糖化血清蛋白　　　E. 糖化血红蛋白

15. 69 岁男性,昏迷 1.5 小时就诊,既往无糖尿病病史,BP 160/90 mmHg,血糖 35.8 mmol/L,血钠 159 mmol/L,血 pH 7.35,血酮体弱阳性,最可能的诊断是 (　　)

A. 高渗性非酮症糖尿病昏迷　B. 糖尿病酮症酸中毒昏迷　　C. 急性脑血管意外

D. 饥饿性酮症酸中毒　　　　E. 乳酸性酸中毒

16. 门诊接诊意识不清患者,有糖尿病病史,测得即时血糖 3.5 mmol/L,社区医生首先应该　　　　　　　　　　　　　　　　　　　　　　　　　　　（　　）

　　A. 拨打 120　　　　　　　　B. 转诊　　　　　　　　C. 喂食葡萄糖

　　D. 静脉推注 50% 葡萄糖液 20—40 mL　　　　　　E. 不予处理

17. 脑血栓形成最常见的病因是　　　　　　　　　　　　　　　　　　　（　　）

　　A. 高血压病　　　　　　　　B. 脑动脉粥样硬化　　　　C. 各种脑动脉炎

　　D. 血压偏低　　　　　　　　E. 红细胞增多症

18. 患者男性,大便后突感头痛,右手无力,说话不清,大约 1 小时后昏迷。体检浅昏迷,血压 200/100 mmHg,右侧肢体偏瘫,右侧巴宾斯基征阳性。最可能的诊断是

　　　　　　　　　　　　　　　　　　　　　　　　　　　　　　　　　（　　）

　　A. 脑梗死　　　　　　　　　B. 高血压脑出血　　　　　C. 蛛网膜下腔出血

　　D. 脑血栓形成　　　　　　　E. TIA

19. 男性,64 岁,既往 2 型糖尿病史 5 年,半年来间断出现活动时胸闷,休息后可缓解。查体:BP 115/80 mmHg,心率 72 次/min,心脏各瓣膜区未闻及杂音。实验室检查:TC 4.79 mmol/L,LDL-C 3.9 mmol/L。心电图示 V1—V3 导联 T 波倒置。合理的治疗方案是　　　　　　　　　　　　　　　　　　　　　　　　　　　　（　　）

　　A. 单独使用调脂药物

　　B. 控制饮食和改善生活方式

　　C. 在控制饮食和改善生活方式的基础上加用调脂药物

　　D. 控制血糖

　　E. 不用处理

20. 对低危高血压病人,首先进行健康教育和非药物干预,(　　)个月无效后进行药物治疗　　　　　　　　　　　　　　　　　　　　　　　　　　　　　　（　　）

　　A. 1　　　　　　　　　　　B. 2　　　　　　　　　　C. 3

　　D. 6　　　　　　　　　　　E. 12

21. 糖尿病病人皮下注射胰岛素治疗最常见的局部并发症是　　　　　　　　（　　）

　　A. 皮下脂肪增生　　　　　　B. 皮肤坏死　　　　　　　C. 皮下结节

　　D. 局部感染　　　　　　　　E. 以上都不是

22. 住院高血糖病人实施血糖控制分层目标管理,其中一般控制的血糖目标是　（　　）

　　A. 空腹血糖(FBG)或餐前血糖(PMBG) 6—8 mmol/L,餐后 2 小时血糖(2 h PBG)或不能进食时任意时点血糖水平 8—10 mmol/L

　　B. FBG 或 PMBG 8—10 mmol/L

　　C. FBG 或 PMBG 4.4—6.0 mmol/L

　　D. 2 h PBG 或不能进食时任意时点血糖水平 8—12 mmol/L,特殊情况可放宽至 13.9 mmol/L

E. 2 h PBG 或不能进食时任意时点血糖水平 6—8 mmol/L

23. 以下关于餐后高血糖病理生理的描述,正确的是 （　）

A. 外周组织胰岛素敏感性下降

B. 第一时相/早期胰岛素分泌缺陷

C. 胰升血糖素分泌在进餐后不受抑制

D. 餐后肝糖输出持续增高

E. 以上全是

24. 高血压病合并糖尿病,血压 180/100 mmHg,心率 65 次/min,尿蛋白（＋）,血肌酐正常,选用最合适的降压药物是 （　）

A. β受体阻滞剂 　　　B. 钙通道阻滞剂 　　　C. 利尿剂

D. α受体阻滞剂 　　　E. 血管紧张素转换酶抑制剂

25. 高血压病病人,病程 10 年,血压水平为 166/106 mmHg,伴有左室肥大,心功能Ⅲ级,曾有过短暂性脑缺血发作,高血压分级及危险分层是 （　）

A. 高血压病 2 级,中危 　　B. 高血压病 2 级,高危 　　C. 高血压病 3 级,高危

D. 高血压病 3 级,中危 　　E. 高血压病 2 级,极高危

26. 患者男性,60 岁,清早起床时发现右侧上体无力、活动不灵,言语不能,既往有糖尿病史。查体:血压 150/95 mmHg,神志清,运动性失语,右上肢肌力 1 级,下肢 2 级,右侧偏身痛觉减退,右侧 Babinskis(＋)。考虑诊断为 （　）

A. 脑出血 　　　　B. 脑血栓形成 　　　　C. 蛛网膜下腔出血

D. 脑栓塞 　　　　E. TIA

27. 男性 55 岁,既往糖尿病史 10 年。查体:身高 170 cm,体重 80 kg,BP 135/80 mmHg, HR 72 次/min,心脏各瓣膜区未闻及杂音。实验室检查:TG 4.35 mmol/L, TC 7.28 mmol/L,LDL-C 5.0 mmol/L,首选的治疗药物是（　）

A. 他汀类 　　　　　B. 贝特类

C. 血管紧张素转换酶抑制剂

D. 他汀类＋贝特类 　　E. 钙通道阻滞剂

28. 男性 63 岁,既往冠心病、陈旧下壁心肌梗死,血脂异常,规律服用阿司匹林、β受体阻滞剂、他汀、血管紧张素转换酶抑制剂,1 天前出现四肢肌肉酸痛、无力,无胸闷、气短。查体:BP 115/70 mmHg,心肺未见异常。血清肌钙蛋白水平正常,血清 CK 升高 6 倍,心电图正常。该患者四肢肌肉酸痛、无力的最可能的原因是 （　）

A. 阿司匹林不良反应

B. 他汀不良反应

C. 受体阻滞剂不良反应

D. 血管紧张素转换酶抑制剂不良反应

E. 再发心肌梗死

29. 高血压病伴糖尿病人群,启动药物治疗的时机是 （　　）
    A. BP≥140/90 mmHg 或有蛋白尿　　　　B. BP≥130/80 mmHg
    C. BP≥140/85 mmHg　　　　D. BP≥140/80 mmHg

30. 纠正服用阿卡波糖的患者低血糖时,首选的食物是 （　　）
    A. 葡萄糖　　　　B. 巧克力　　　　C. 水果　　　　D. 饼干

31. 高血压病人吃含钾高的食物和预防哪种心血管事件发生最相关 （　　）
    A. 冠心病　　　　B. 心衰　　　　C. 脑卒中　　　　D. 肾衰竭

32. 肾小球滤过率小于（　　）应禁用二甲双胍 （　　）
    A、35 mL/min　　　　B. 40 mL/min　　　　C. 45 mL/min　　　　D. 50 mL/min

33. 高血压合并糖尿病人群的首选降压药物是 （　　）
    A. AECI/ARB　　　　B. 利尿剂　　　　C. CCB　　　　D. β受体阻滞剂

34. 最易导致低血糖昏迷的药物是 （　　）
    A. 格列齐特　　　　B. 格列喹酮　　　　C. 格列本脲
    D. 格列吡嗪　　　　E. 格列美脲

35. 根据《中国2型糖尿病防治指南》,HbA1c达到（　　）就要进入下一步药物治疗
 （　　）
    A. HbA1c≥7.0%　　　　B. HbA1c≥9.0%
    C. HbA1c≥11.0%　　　　D. HbA1c≥6.0%

36. 肥胖高血压患者同时服用（　　）类降压药最易引发糖尿病 （　　）
    A. 转换酶抑制剂(普利类)及/或噻嗪类利尿剂
    B. β受体阻滞剂 及/或 α受体拮抗剂
    C. 钙通道阻滞剂(地平类)及/或血管紧张素Ⅱ受体拮抗剂(沙坦类)
    D. β受体阻滞剂及/或噻嗪类利尿剂

37. 下列食物中,血糖指数最低的是 （　　）
    A. 杂粮馒头　　　　B. 白米饭　　　　C. 甜面包　　　　D. 咸面包

38. 关于糖尿病前期的诊断标准,正确的是 （　　）
    A. 既往无明确糖尿病病史,且符合下列标准之一:空腹血糖6.1—6.9 mmo/L,或
       OGTT 2小时血糖 7.8—11.0 mmol/L,或 HbA1c 5.7%—6.4%
    B. 既往无明确糖尿病病史,且符合下列标准之一:空腹血糖5.6—6.9 mmo/L,或
       OGTT 2小时血糖≥11.1 mmol/L,或 HbA1c 5.7%—6.4%
    C. 既往无明确糖尿病病史,且符合下列标准之一:空腹血糖6.1—6.9 mmo/L,或
       OGTT 2小时血糖 7.8—11.0 mmol/L,或 HbA1c>6.5%
    D. 既往无明确糖尿病病史,且符合下列标准之一:空腹血糖5.6—6.9 mmo/L,或
       OGTT 2小时血糖 7.8—11.0 mmol/L,或 HbA1c 5.7%—6.4%

39. 糖尿病前期又称为 （　　）
    A. 早期糖尿病　　　　　　　　B. 空腹血糖受损

C. 糖尿病高风险   D. 糖耐量减退

40. 合并胰岛素抵抗的糖尿病前期,应首先选择的药物是   (   )

  A. 二甲双胍   B. 阿卡波糖

  C. 伏格列波糖   D. 胰岛素

41. α-糖苷酶抑制剂最主要的副作用是   (   )

  A. 过敏反应   B. 低血糖

  C. 胃肠道反应   D. 乳酸性酸中毒

42. 下列情况中,属于高血压的是   (   )

  A. 124/88 mmHg   B. 146/96 mmHg

  C. 120/80 mmHg   D. 115/70 mmHg

43. 下列情况中,属于理想血压的是   (   )

  A. 124/88 mmHg   B. 146/96 mmHg

  C. 130/80 mmHg   D. 115/70 mmHg

44. 下列情况中,属于单纯收缩期高血压的是   (   )

  A. 124/88 mmHg   B. 166/66 mmHg

  C. 130/80 mmHg   D. 115/70 mmHg

45. 下列测量血压的方法中,错误的是   (   )

  A. 测量血压前让患者坐下休息至少 5 分钟

  B. 至少进行两次血压测量,但应间隔 1—2 分钟

  C. 测量过程中不需保持气囊处于心脏水平

  D. 血压计应经过国际标准化方案评估和验证

46. 磺脲类药物的主要作用机制是   (   )

  A. 促进胰岛素分泌   B. 改善胰岛素抵抗

  C. 促进胰岛素利用   D. 促进脂肪合成

47. 糖调节受损是指   (   )

  A. 空腹血糖受损   B. 糖耐量减退

  C. 空腹血糖受损加糖耐量减退   D. 糖尿病

48. 胰岛素治疗最大的不良反应是   (   )

  A. 胰岛素成瘾   B. 肾功能减退

  C. 肝功能减退   D. 低血糖

49. 晚上饮酒后血管扩张,造成血压下降,但是服用(   )类降压药会出现次日清晨血压骤升   (   )

  A. 血管紧张素Ⅱ受体拮抗剂(沙坦类)

  B. β受体拮抗剂(洛尔类)

  C. 钙通道阻滞剂(地平类)

  D. 利尿剂(噻嗪类)

50. 吸烟后可消除（　　）类降压药的疗效 （　　）

A. 单纯β受体阻滞剂

B. 血管紧张素Ⅱ受体拮抗剂（沙坦类）

C. 钙通道阻滞剂（地平类）

D. 利尿剂类

51. 下列关于糖尿病的诊断标准，不正确的是 （　　）

A. 空腹血糖≥7.0 mmol/L 2次以上

B. 任意时间血糖≥11.1 mmol/L 2次以上

C. 口服糖耐量2小时血糖≥11.1 mmol/L

D. 糖化血红蛋白≥6.3%

52. 老年高血压病人，无心衰，无冠心病，无血尿酸升高，适合的首选降压药物组合是

（　　）

A. β受体阻滞剂＋利尿剂

B. β受体阻滞剂＋ARB/ACB

C. CCB＋利尿剂

D. 血管紧张素Ⅱ受体拮抗剂＋β受体阻滞剂

53. 根据国家基本公共卫生服务规范，对于紧急转诊的高血压患者，应在（　　）周内主动随访转诊情况 （　　）

A. 1　　　　　　B. 2　　　　　　C. 3　　　　　　D. 4

54. 根据国家基本公共卫生服务规范，对确诊的高血压患者，乡镇卫生院、村卫生室、社区卫生服务中心（站）要提供每年至少（　　）次的面对面随访 （　　）

A. 2次　　　　　B. 3次　　　　　C. 4次　　　　　D. 5次

55. 高血压管理人群血压达标标准是 （　　）

A. 高血压管理人群年内其中一次随访记录的高血压值小于140/90 mmHg

B. 高血压管理人群年内两次以上随访记录的高血压值小于140/90 mmHg

C. 高血压管理人群年末次随访测量或记录的血压值小于140/90 mmHg

D. 高血压管理人群年内几次随访记录的高血压平均值小于140/90 mmHg

56. 高血压患者健康管理服务规范中规定首诊的定义是 （　　）

A. 每年因不同疾病第一次到乡镇卫生、村卫生室和社区卫生服务中心（站）就诊

B. 每年因不同疾病第一次到中心医院就诊

C. 确诊高血压后第一次到乡镇卫生、村卫生室和社区卫生服务中心（站）就诊

D. 第一次在医院发现高血压

57. 下列关于测量血压的方法，不恰当的是 （　　）

A. 安静5分钟后坐位右上臂

B. 袖带的大小适合患者的上臂臂围，至少覆盖上臂臂围的1/3

C. 将袖带紧贴被测者上臂，袖带下缘应在肘弯上2.5 cm

D. 所有读数均应以水银柱凸面的顶端为准

58. 关于高血压病治疗的说法,不正确的是　　　　　　　　　　　　（　　）

A. 药物治疗与非药物治疗相结合

B. 需长期坚持治疗

C. 定期测量血压,监测血压变化

D. 偶尔不吃药也没关系

59. 下列不属于常用降压药物的是　　　　　　　　　　　　　　　　（　　）

A. 钙通道阻滞剂　　　　　　　　　　B. 胰岛素

C. 利尿剂　　　　　　　　　　　　　D. β 受体阻滞剂

60. 能够耐受的情况下,65—79 岁老年高血压病患者的血压控制目标为　（　　）

A. <140/90 mmHg　　　　　　　　B. <135/80 mmHg

C. <125/75 mmHg　　　　　　　　D. <150/90 mmHg

61. 2 型糖尿病的特点是　　　　　　　　　　　　　　　　　　　　（　　）

A. 都有"三多一少"表现　　　　　　B. 患者体型均较肥胖

C. 患者空腹血糖都较高　　　　　　D. 少数以酮症酸中毒为首发表现

62. 下列选项中,提示糖尿病微血管病变的是　　　　　　　　　　　（　　）

A. 足部溃疡　　　B. 心肌梗死　　　C. 眼底出血　　　D. 肾动脉狭窄

63. 诊断早期糖尿病肾病较有意义的检查是　　　　　　　　　　　　（　　）

A. 尿常规检查　　　　　　　　　　B. 尿微量白蛋白测定

C. 尿渗透压测定　　　　　　　　　D. 双肾 B 超

64. 糖尿病患者血压应控制在(　　)mmHg　　　　　　　　　　　　（　　）

A. 125/75　　　B. 130/80　　　C. 140/90　　　D. 135/85

65. 糖尿病患者饮食中,碳水化合物应占每日总量的　　　　　　　　（　　）

A. 50%—65%　　B. 35%—40%　　C. 45%—50%　　D. 65%—70%

66. 糖尿病患者血糖小于(　　)mmol/L 为低血糖　　　　　　　　　（　　）

A. 11.1　　　B. 7.2　　　C. 6.9　　　D. 3.9

67. 下列 2 型糖尿病的特点,正确的是　　　　　　　　　　　　　　（　　）

A. 空腹尿糖均呈阳性　　　　　　　B. 仅少数有酮症酸中毒倾向

C. 都有"三多一少"表现　　　　　　D. 患者体型均较肥胖

E. 患者空腹血糖都增高

68. 抢救糖尿病酮症酸中毒应用碳酸氢钠的指征是　　　　　　　　　（　　）

A. HCO_3^- 浓度<5.0 mmol/L,血 pH<6.9

B. 常规应用　　　　　　　　　　　C. 出现低钾血症

D. 合并严重感染　　　　　　　　　E. 出现严重心律失常

69. 关于 2 型糖尿病饮食治疗的基本原则,错误的是　　　　　　　　（　　）

A. 控制总能量,达到或维持合理体重

B. 平衡膳食,合理安排各种营养素比例

C. 避免高脂,适量蛋白质,适宜糖类

D. 坚持少量多餐,但不必定时定量

E. 保持饮食摄入和身体活动的平衡

70. 果糖胺测定反映采血前血糖水平的时间是　　　　　　　　　　　　　（　　）

A. 瞬间　　　　　　B. 1—2 周　　　　　C. 2—3 周

D. 3—4 周　　　　　E. 8—12 周

71. 糖尿病性血管病变,最具有特征性的是　　　　　　　　　　　　　　（　　）

A. 合并高血压　　　　　　　　　B. 常伴冠状动脉粥样硬化

C. 微血管病变　　　　　　　　　D. 周围动脉硬化—下肢坏疽

E. 脑血管病变

72. 1 型糖尿病的主要特点是　　　　　　　　　　　　　　　　　　　（　　）

A. 多见于 40 岁以上的成年人　　　B. 易发生高渗性非酮症性糖尿病昏迷

C. 自身免疫介导的胰岛 β 细胞破坏　D. 早期常不需要胰岛素治疗

E. 大部分有体重超重或肥胖

73. 2 型糖尿病最基本的病理生理改变是　　　　　　　　　　　　　　（　　）

A. 极度肥胖　　　　　B. 长期大量摄糖　　　C. 长期使用糖皮质激素

D. 胰岛素分泌不足和/或靶组织对胰岛素敏感性降低

E. 老年

74. 判断糖尿病血糖控制程度的指标是　　　　　　　　　　　　　　　（　　）

A. 空腹血糖　　　　　B. 饭后血糖　　　　C. 糖化血红蛋白

D. 空腹血浆胰岛素含量　　　　　E. OGTT

75. 下列关于低血糖症的论述中,正确的是　　　　　　　　　　　　　（　　）

A. 口服 α-葡萄糖苷酶抑制剂易发生低血糖

B. 低血糖可伴有精神症状

C. 2 型糖尿病患者不表现为低血糖

D. 胰岛素瘤较少出现空腹低血糖

E. 腺垂体功能减退低血糖时血胰岛素升高

76. 可反映糖尿病病情控制的指标是　　　　　　　　　　　　　　　（　　）

A. 空腹及餐后 2 小时血糖　　　　B. 尿糖定性

C. 血清胰岛素水平　　　　　　　D. 口服葡萄糖耐量试验

E. 血清胰岛素细胞抗体

77. 下列关于糖尿病诊断的说法,正确是　　　　　　　　　　　　　（　　）

A. 尿糖阴性可排除糖尿病

B. 2 次 OGTT 仍不能诊断时应做第 3 次

C. 空腹血糖升高是重要的诊断指标

    D. 糖耐量减低是糖尿病的一个亚型

    E. 空腹血糖正常可排除糖尿病

78. 属于糖尿病微血管病变的是　　　　　　　　　　　　　　　（　　）

    A. 脑血管意外　　　B. 冠心病　　　　C. 糖尿病肾病

    D. 肾动脉狭窄　　　E. 下肢坏疽

79. 2 型糖尿病发病的主要病理生理改变是　　　　　　　　　　（　　）

    A. 胰岛素分泌绝对不足

    B. 胰岛素受体功能异常

    C. 胰高血糖素分泌过多

    D. 胰岛素抵抗和分泌相对不足

    E. 自身免疫介导胰岛 β 细胞破坏

80. 可升高 2 型糖尿病患者血中活性胰高血糖素样肽-1(GLP-1)水平的药物是

    　　　　　　　　　　　　　　　　　　　　　　　　　　　（　　）

    A. 二甲双胍　　　　B. 西格列汀　　　C. 格列美脲

    D. 阿卡波糖　　　　E. 吡格列酮

81. 糖尿病患者胰岛素治疗最主要的不良反应是　　　　　　　　（　　）

    A. 注射处红肿疼痛　　　　　　　　B. 注射处脂肪萎缩

    C. 发生低血糖　　　　　　　　　　D. 荨麻疹样皮疹

    E. 高血糖

82. 双胍类降血糖药物的降糖作用机制为　　　　　　　　　　　（　　）

    A. 促进餐后胰岛素的分泌

    B. 增加基础胰岛素的分泌量

    C. 延缓肠道碳水化合物的吸收

    D. 激活过氧化物酶增殖体活化因子受体

    E. 增加外周组织对葡萄糖的摄取和利用

83. 不宜使用胰岛素的患者是　　　　　　　　　　　　　　　　（　　）

    A. 糖尿病合并肺结核　　　　　　　B. 糖尿病合并急性心肌梗死

    C. 糖尿病患者妊娠或分娩　　　　　D. 糖尿病患者过度肥胖

    E. 糖尿病患者手术前后

84. 关于糖尿病饮食治疗,下列说法正确的是　　　　　　　　　（　　）

    A. 病情轻可以不用饮食治疗　　　　B. 有并发症者不用饮食治疗

    C. 用药治疗时,可不用饮食治疗　　　D. 肥胖者宜给高热量饮食治疗

    E. 不论病情轻重都需饮食治疗

85. 依据糖尿病诊断标准,确诊糖尿病应选用　　　　　　　　　（　　）

    A. 全血血糖　　　　B. 血浆血糖　　　C. 糖化白蛋白

    D. 尿糖定性　　　　E. 24 小时尿糖定量

86. α-葡萄糖苷酶抑制剂最常见的不良反应是 　　　　　　　　　　　( )

A. 腹胀和腹泻　　　B. 肝功能异常　　　C. 肾功能异常

D. 严重低血糖　　　E. 乳酸性酸中毒

87. 低血糖出现交感神经兴奋症状是由于释放大量 　　　　　　　　　( )

A. 肾上腺素　　　　B. 糖皮质激素　　　C. 胰高血糖素

D. 血管升压素　　　E. 醛固酮

88. 下列属于糖尿病自主神经病变表现的是 　　　　　　　　　　　　( )

A. 直立性低血压　　B. 动眼神经麻痹　　C. 肌张力减低

D. 共济失调　　　　E. 肢端感觉异常

89. 糖尿病眼底病变中,最易引起失明的情况是 　　　　　　　　　　( )

A. 微血管瘤　　　　B. 新生血管破裂　　C. 硬性渗出物

D. 软性渗出物　　　E. 视网膜出血

90. 磺脲类药物的主要副作用是 　　　　　　　　　　　　　　　　　( )

A. 恶心,呕吐　　　　B. 低血糖　　　　　C. 肝功能损害

D. 白细胞减少　　　E. 皮肤瘙痒

91. 某患者,55 岁,糖尿病酮症酸中毒,经过有效治疗病情稳定,血糖逐渐得到控制,血糖水平<15 mmol/L 后仍需继续胰岛素治疗,其剂量应为 　　　　　　( )

A. 每 4 小时静脉注射 50 U 胰岛素

B. 每 4 小时静脉滴注 5—10 U RI

C. 每 2 小时静脉滴注 5—10 U PZI

D. 每小时静脉滴注 4—6 U RI

E. 每小时静脉滴注 5—10 U PZI

92. 血中直接调节胰岛素分泌的最重要因素是 　　　　　　　　　　　( )

A. 游离脂肪酸　　　B. 血葡萄糖浓度　　C. 肾上腺素

D. 胃肠道激素　　　E. 血酮体浓度

93. 糖尿病合并妊娠,孕期血糖控制良好,终止妊娠的理想时间是 　　　( )

A. 妊娠 32—33 周　　　　　　　　B. 妊娠 38—39 周

C. 妊娠 34—35 周　　　　　　　　D. 妊娠 36—37 周

E. 妊娠 40 周

94. 男性,16 岁,近半年来多尿、多饮,查空腹血糖 16 mmol/L,尿酮体＋＋。查体:身高 170 cm,体重 50 kg,心肺腹检查无明显异常。根据患者情况,最佳治疗方案是

　　　　　　　　　　　　　　　　　　　　　　　　　　　　　　( )

A. 葡萄糖苷酶抑制剂＋双胍类口服降糖药

B. 磺脲类口服降糖药＋双胍类口服降糖药

C. 短效胰岛素＋磺脲类口服降糖药

D. 磺脲类口服降糖药＋葡萄糖苷酶抑制剂

E. 短效胰岛素 3 次＋中长效胰岛素

95. 男性，16 岁，近半年来多尿、多饮，查空腹血糖 16 mmol/L，尿酮体＋＋。查体：身高 170 cm，体重 50 kg，心肺腹检查无明显异常。全日热卡摄入量应为（1 cal＝4.186 8 J）　　　　　（　　）

A. 1 500—1 800 cal 　　　　　　　B. 1 800—2 000 cal

C. 2 100—2 500 cal 　　　　　　　D. 2 500—2 700 cal

E. 以上都不是

96. 男性，16 岁，近半年来多尿、多饮，查空腹血糖 16 mmol/L，尿酮体＋＋。查体：身高 170 cm，体重 50 kg，心肺腹检查无明显异常。有关饮食的安排正确的是　（　　）

A. 饮食方案与确诊前一样

B. 脂肪占总热量的 15％

C. 碳水化合物为总热量的 40％—55％

D. 蛋白质摄入量为每千克体重 1.5—2.0 g

E. 开始使用药物治疗后血糖降至正常即可增加食量

97. 男性，45 岁，体检发现血糖升高，空腹血糖 7.6 mmol/L，餐后血糖 13.6 mmol/L，HbA1c 7.8％。查体：BP 150/110 mmHg，BMI 28 kg/m²，心肺腹部查体无异常。该患者 HbA1c 控制目标应小于　　　　　　　　　　　　　　（　　）

A. 7.5％ 　　　B. 6.5％ 　　　C. 5.5％

D. 6.0％ 　　　E. 8.0％

98. 男性，45 岁，体检发现血糖升高，空腹血糖 7.6 mmol/L，餐后血糖 13.6 mmol/L，HbA1c 7.8％。查体：BP 150/110 mmHg，BMI 28 kg/m²，心肺腹部查体无异常。患者在饮食控制和运动基础上首选的降血糖药物是　　　　　　　　（　　）

A. 二甲双胍 　　　B. 阿卡波糖 　　　C. 那格列奈

D. 吡格列酮 　　　E. 格列美脲

99. 男性，45 岁，体检发现血糖升高，空腹血糖 7.6 mmol/L，餐后血糖 13.6 mmol/L，HbA1c 7.8％。查体：BP 150/110 mmHg，BMI 28 kg/m²，心肺腹部查体无异常。该患者首选的降压药物是　　　　　　　　　　　　　　　　（　　）

A. 氨氯地平 　　　B. 美托洛尔 　　　C. 哌唑嗪

D. 氢氯噻嗪 　　　E. 氯沙坦

100. 女性，38 岁，糖尿病 12 年，每日皮下注射人预混胰岛素治疗，早餐前 30 U，晚餐前 24 U，每日进餐规律，主食量 300 g。患者近来查空腹血糖 12.5 mmol/L，餐后血糖 7.6—9.0 mmol/L。确定空腹高血糖的原因，最有意义的检查是　（　　）

A. 多次测定空腹血糖 　　　　　　B. 多次测定餐后血糖

C. 测定糖化血红蛋白 　　　　　　D. 夜间及凌晨血糖监测

E. 睡前血糖监测

101. 女性，38 岁，糖尿病 12 年，每日皮下注射人预混胰岛素治疗，早餐前 30 U，晚餐前

24 U,每日进餐规律,主食量 300 g。患者近来查空腹血糖 12.5 mmol/L,餐后血糖 7.6—9.0 mmol/L。空腹高血糖最可能的原因是 （　　）

A. Somogyi 或黎明现象　　　　　B. 存在胰岛素抵抗

C. 未加口服降糖药物　　　　　　D. 餐后血糖控制不佳

E. 饮食不规律

102. 女性,38 岁,糖尿病 12 年,每日皮下注射人预混胰岛素治疗,早餐前 30 U,晚餐前 24 U,每日进餐规律,主食量 300 g。患者近来查空腹血糖 12.5 mmol/L,餐后血糖 7.6—9.0 mmol/L。较为合适的处理是 （　　）

A. 调整进餐量　　　　　　　　　B. 调整胰岛素剂量

C. 加服磺脲类降糖药　　　　　　D. 改用口服降糖药

E. 夜间加餐

103. 男性,70 岁,软弱无力,进食减少,最近 2 周口渴、多尿,近 2 天嗜睡。急诊检查:BP 70/50 mmHg,神志不清,皮肤干燥,呼吸 34 次/min,心率 108 次/ min,尿糖(＋＋＋),尿酮(±),既往无糖尿病史。最可能的诊断是 （　　）

A. 糖尿病肾病　　　　　　　　　B. 糖尿病乳酸性酸中毒

C. 糖尿病酮症酸中毒　　　　　　D. 高渗高血糖状态

E. 爆发性糖尿病

104. 男性,70 岁,软弱无力,进食减少,最近 2 周口渴、多尿,近 2 天嗜睡。急诊检查:BP 70/50 mmHg,神志不清,皮肤干燥,呼吸 34 次/min,心率 108 次/min,尿糖(＋＋＋),尿酮(±),既往无糖尿病史。为明确诊断,除血糖测定外,首选的检查是 （　　）

A. 血浆渗透压测定　　　　　　　B. 血气分析

C. 糖化血红蛋白测定　　　　　　D. 血酮体测定

E. 微量尿白蛋白测定

105. 男性,70 岁,软弱无力,进食减少,最近 2 周口渴、多尿,近 2 天嗜睡。急诊检查:BP 70/50 mmHg,神志不清,皮肤干燥,呼吸 34 次/min,心率 108 次/min,尿糖(＋＋＋),尿酮(±),既往无糖尿病史。最主要的治疗措施是 （　　）

A. 抗感染　　　　　　　　　　　B. 糖皮质激素

C. 口服降糖药物　　　　　　　　D. 小剂量胰岛素及补液

E. 快速降糖

106. 患者女性,64 岁,2 型糖尿病 6 年,口服格列本脲 15 mg/d 、二甲双胍 1.5 g/d 治疗。查体:BP 170/100 mmHg,双肺呼吸音清,心率 76 次/min,律齐,肝脾未触及,双下肢无水肿。空腹血糖 9.6 mmol/L,餐后血糖 14.2 mmol/L,血肌酐 96 μmol/L,血钾 4.1 mmol/L,24 小时尿蛋白 0.7 g。目前诊断为糖尿病肾病的 （　　）

A. Ⅱ期　　　　B. Ⅲa 期　　　　C. Ⅲb 期

D. Ⅳ期　　　　E. Ⅴ期

107. 患者女性,64 岁,2 型糖尿病 6 年,口服格列本脲 15 mg/d、二甲双胍 1.5 g/d 治疗。查体:BP 170/100 mmHg,双肺呼吸音清,心率 76 次/min,律齐,肝脾未触及,双下肢无水肿。空腹血糖 9.6 mmol/L,餐后血糖 14.2 mmol/L,血肌酐 96 μmol/L,血钾 4.1 mmol/L,24 小时尿蛋白 0.7 g。对糖尿病治疗调整应选择　　 (　)

    A. 二甲双胍加量　　　　　　　　　　B. 加用 TZDs

    C. 格列本脲加量　　　　　　　　　　D. 补充基础胰岛素

    E. 胰岛素治疗

108. 患者女性,64 岁,2 型糖尿病 6 年,口服格列本脲 15 mg/d、二甲双胍 1.5 g/d 治疗。查体:BP 170/100 mmHg,双肺呼吸音清,心率 76 次/min,律齐,肝脾未触及,双下肢无水肿。空腹血糖 9.6 mmol/L,餐后血糖 14.2 mmol/L,血肌酐 96 μmol/L,血钾 4.1 mmol/L,24 小时尿蛋白 0.7 g。对糖尿病肾病首选治疗为　　 (　)

    A. 利尿剂　　　　　B. ACEI　　　　　C. ACEI 或 ARB

    D. α 受体阻滞剂　　E. β 受体阻滞剂

二、多选题

1. 高血压导致房颤的发病机制是　　　　　　　　　　　　　　　　 (　)

    A. 心房电重构　　　　　　　　　　　B. RASS 系统激活

    C. 交感神经系统激活　　　　　　　　D. 左房增大

2. 下面有关隐匿性高血压,说法正确的是　　　　　　　　　　　　 (　)

    A. 隐匿性高血压是指诊室血压正常,但诊室外血压升高

    B. 隐匿性高血压心血管风险不高,不需要降压药物治疗

    C. 隐匿性高血压心血管风险比正常血压者高

    D. 指南推荐隐匿性高血压应改善生活方式和接受降压药物治疗

    E. 指南推荐服药后表现为隐匿性高血压的,应强化降压治疗

3. 患者,女,48 岁,1 天前突发头晕伴视物旋转、恶心、呕吐,呕吐物为胃内容,同时出现左侧肢体麻木无力,患者家属呼叫 120,转运至附近社区医院。在转运脑卒中患者的过程中,下列处置行为正确的是　　　　　　　　　　　　　　　 (　)

    A. 记录脑卒中发生的时间、进展

    B. 对于血压 180/100 mmHg 的患者进行降压治疗

    C. 立即联系上级医院或相关卒中中心进行转运

    D. 输注糖水

    E. 尽早开放静脉通路

4. 患者,女,48 岁,1 天前突发头晕伴视物旋转、恶心、呕吐,呕吐物为胃内容,同时出现左侧肢体麻木无力,患者家属呼叫 120,转运至附近社区医院。住院期间患者完善检查见颈动脉粥样斑块伴狭窄,入院后血压监测 140—160/85—90 mmHg,动态心电图提示频发房性早搏。该患者度过脑血管病急性期后二级预防治疗包括　　 (　)

    A. 抗血小板药物　　　B. 抗凝药物　　　C. 他汀类降脂药物

D. 降压药物　　　　　E. 降糖药物

5. 患者,女,48 岁,1 天前突发头晕伴视物旋转、恶心、呕吐,呕吐物为胃内容,同时出现左侧肢体麻木无力,患者家属呼叫 120,转运至附近社区医院。住院期间患者完善检查见颈动脉粥样斑块伴狭窄,入院后血压监测 140—160/85—90 mmHg,动态心电图提示频发房性早搏。该患者症状稳定后回到家中继续治疗,并在社区医院随诊。下列选项中,不属于社区医生工作范围的是　　　　　　　　　　　　　（　　）

A. 早期发现、识别急性脑卒中,积极转诊

B. 急性期患者治疗

C. 对脑卒中患者进行生活指导

D. 明确患者脑卒中病因,并制定治疗方案

E. 对脑卒中患者进行心理疏导

6. 关于大部分 2 型糖尿病患者目标血糖的制定,下列选项中正确的是　　　（　　）

A. 糖化血红蛋白<7.0%

B. 空腹血糖 4.4—7.0 mmol/L

C. 非空腹血糖<10.0 mmol/L

D. 越低越好

7. 常用口服降糖药的主要作用靶点包括　　　　　　　　　　　　　　　（　　）

A. 胰腺　　　　　　B. 肝脏　　　　　　C. 肌肉、脂肪　　　　D. 肠道、肾脏

8. 关于黎明现象,下列说法中正确的是　　　　　　　　　　　　　　　（　　）

A. 患者在黎明后 5—8 点出现血糖升高

B. 任何人都存在这个现象,只不过正常人由于胰岛素的及时分泌增多而阻止了血糖的过度升高

C. 糖尿病患者则表现为胰岛素作用不足,血糖明显升高

D. 出现这种现象的原因可能和身体内对抗胰岛素作用的糖皮质激素、生长激素升高有关

E. 患者夜间不出现低血糖

9. 关于苏木杰(Somogyi)现象,下列说法正确的是　　　　　　　　　　（　　）

A. 患者通常表现为头昏、心慌、恶心、乏力等夜间低血糖症状

B. 早餐前空腹血糖增高

C. 它主要是由于口服降糖药或胰岛素使用过量而导致夜间低血糖反应,机体通过负反馈调节机制升高血糖

D. 患者胰高糖素、生长激素、皮质醇等分泌增加

E. 患者晚夜间胰岛素分泌增加

10. 以下情况中,2 型糖尿病患者需要使用胰岛素的是　　　　　　　　　（　　）

A. 口服药物原发或继发失效

B. 处于应激状态时

C. 糖尿病急性并发症

D. 糖尿病出现严重慢性并发症或合并症

E. 老年 2 型糖尿病,消瘦明显、营养不良或精神抑郁

11. 酮症酸中毒可能出现的并发症包括 　　　　　　　　　　　　　　　(　)

　　A. 中枢神经系统:脑水肿

　　B. 呼吸系统:急性呼吸窘迫综合征、肺栓塞等

　　C. 心血管系统:心律失常、心肌梗死、休克或猝死、脑血栓

　　D. 泌尿系统:急性肾功能不全

　　E. 电解质紊乱:低血钾

12. 使用过程中容易产生低血糖不良反应的降糖药包括 　　　　　　　　(　)

　　A. 磺酰脲类　　　　　　　　　　　　B. α-葡萄糖苷酶抑制剂

　　C. 格列酮类　　　　　　　　　　　　D. 胰岛素

　　E. 双胍类

13. 下列选项中,属于胰岛素促泌剂的药物有 　　　　　　　　　　　　(　)

　　A. 格列齐特　　　　B. 罗格列酮　　　　C. 格列喹酮

　　D. 瑞格列奈　　　　E. 米格列醇

14. 胰岛素应用的适应证有 　　　　　　　　　　　　　　　　　　　(　)

　　A. 口服降糖药治疗无效的 2 型糖尿病

　　B. 糖尿病合并酮症酸中毒

　　C. 糖尿病高渗性昏迷或乳酸性酸中毒

　　D. 糖尿病合并妊娠,分娩及大手术

　　E. 某些特异性糖尿病,如坏死性胰腺炎等

15. 糖尿病患者正确的进餐顺序是 　　　　　　　　　　　　　　　　(　)

　　A. 先吃主食,后吃蔬菜　　　　　　　B. 先吃蔬菜,后吃主食

　　C. 先吃荤菜,后吃蔬菜　　　　　　　D. 先吃蔬菜,后吃荤菜

16. 关于酮症酸中毒,下列说法正确的是 　　　　　　　　　　　　　(　)

　　A. 酮体包括乙酰乙酸、β-羟基丁酸和丙酮 3 种成分

　　B. 正常情况下,机体产生少量酮体,血中酮体浓度很低,一般不超过 1.0 mg/dL,尿酮体阴性

　　C. 当体内胰岛素不足或者饥饿、禁食、严重的妊娠反应情况下,脂肪分解过多时,酮体浓度增高,酮尿也一定为阳性

　　D. 酮症酸中毒是一种致命的糖尿病急性并发症,仅见于 1 型糖尿病患者,在应激、感染、中断治疗等诱因下也可发生

　　E. 当出现酮症酸中毒时应立即输注碳酸氢钠,以尽快纠正酸中毒

17. 合理使用降压药的原则包括 　　　　　　　　　　　　　　　　　(　)

　　A. 小剂量开始　　　　　　　　　　　B. 尽量用长效药

C. 联合用药　　　　　　　　　　D. 个体化治疗

18. 关于动态血压与高血压精准治疗,下列说法正确的是　　　　　　(　)

    A. 动态血压监测能更精准地诊断高血压,评估降压疗效,对初诊的1—2级高血压患者或对已治疗患者欲进行降压方案调整时,有条件即应进行动态血压监测

    B. 白天血压控制达标就可以了,夜间血压不用达标

    C. 夜间血压高应首先筛查原因,对因治疗

    D. 夜间和/或清晨高血压可选择长效降压药物,足剂量药物或多种药物联合治疗

19. 使用胰岛素的不良反应包括　　　　　　　　　　　　　　　　(　)

    A. 胰岛素成瘾　　　　　　　　　　B. 肾功能减退

    C. 体重增加　　　　　　　　　　　D. 低血糖

20. 超重或肥胖2型糖尿病患者,治疗上应首选生活方式的干预,同时应选择对体重影响为中性或有利于减重的口服降糖药,可以选择的药物有　　　　(　)

    A. 二甲双胍

    B. 格列奈类

    C. 二肽基肽酶Ⅳ抑制剂

    D. 钠-葡萄糖协同转运蛋白2抑制剂

21. 低血糖的预防对策包括　　　　　　　　　　　　　　　　　　(　)

    A. 胰岛素应从小剂量开始,逐渐增加剂量,谨慎地调整剂量

    B. 患者应定时定量进餐,如果进餐量减少则相应减少降糖药物剂量

    C. 运动前应增加额外的碳水化合物摄入

    D. 酒精不会引起低血糖

22. 中青年高血压患者需治疗达标,应做到　　　　　　　　　　　(　)

    A. 指南推荐中青年高血压患者首选ACEI/ARB类药物和β受体阻滞剂

    B. 指南推荐中青年高血压患者首选CCB类药物

    C. 优选使用长效药或复方制剂

    D. 注意联合治疗,尤其是2级以上高血压

    E. 单片复方制剂有助于提高达标率

23. 下列有关血压测量的说法,正确的是　　　　　　　　　　　　(　)

    A. 血压测量分为诊室和诊室外血压测量

    B. 诊室血压是诊断高血压的标准,诊室外自己测量血压不能作为标准

    C. 在家里自己测量血压,有助于高血压自我管理

    D. 在家里测血压能避免白大衣效应

24. 糖尿病患者出现清晨高血糖的原因包括　　　　　　　　　　　(　)

    A. 黎明现象　　　B. 苏木杰现象　　　C. 降糖药剂量不足

    D. 夜间进餐　　　E. 降糖药作用时间不够

25. 清晨空腹高血糖不易控制的原因是 （　　）

    A. 轻易加服降糖药，可能诱导低血糖发生

    B. 夜间血糖监控不够，对病因分析难度大

    C. 没有降低清晨空腹高血糖的长效降糖药

    D. 担心低血糖风险，造成药物调整难度大

    E. 长期清晨高血糖，患者并发症风险增加

26. 清晨和/或夜间高血压可以采用的治疗策略包括 （　　）

    A. 选择长效降压药物   B. 多种降压药物联合

    C. 使用足剂量药物   D. 睡前加用降压药物

27. 2 型糖尿病的主要发病原因包括 （　　）

    A. 胰岛素缺乏   B. 胰岛素抵抗   C. 菌群失调   D. 肥胖

28. DPP-4i 抑制剂的主要作用是 （　　）

    A. 促进胰岛素分泌   B. 增加胰岛素敏感性

    C. 增强 GLP－1 活性   D. 改变肠道菌群

29. 患者男性，65 岁，高血压病史 20 年，近 2 年规律服用降压药物。体检：BP160/90 mmHg，TC 5.6 mmol/L，LDL-C 3.4 mmol/L，血同型半胱氨酸 18 μmol/L。吸烟史 40 年，20—30 支/d。头颅磁共振检查确诊为缺血性脑卒中。该患者脑血管病的危险因素包括 （　　）

    A. 高血压   B. 吸烟史

    C. 血同型半胱氨酸升高   D. 血脂异常

30. 诊断白大衣性高血压，需符合的条件包括 （　　）

    A. 诊室血压 ≥140/90 mmHg   B. 24 小时血压 <130/80 mmHg

    C. 白天血压 <135/85 mmHg   D. 夜间血压 <120/70 mmHg

    E. 家庭自测血压平均 <135/85 mmHg

31. 下列关于高血压的选项中正确的是 （　　）

    A. 白大衣高血压不需要降压药物治疗

    B. 白大衣高血压不需要随访观察

    C. 隐匿性高血压不需要降压药物治疗

    D. 指南推荐隐匿性高血压应改善生活方式和接受降压药物治疗

    E. 指南推荐服药后表现为隐匿性高血压的，应强化降压治疗

32. 下列情况中，属于清晨高血压的是 （　　）

    A. 家庭清晨自测血压≥135/85 mmHg

    B. 清晨 6：00—10：00 或起床后 2 小时内的动态血压≥135/85 mmHg

    C. 清晨 6：00—10：00 的诊室血压≥135/85 mmHg

    D. 清晨 6：00—10：00 的诊室血压≥140/90 mmHg

    E. 清晨 6：00—12：00 的诊室血压≥140/90 mmHg

33. 关于清晨高血压的治疗方法,正确的是 　　　　　　　　（　　）

    A. 选择长效降压药物 　　　　　　　　B. 多种降压药物联合

    C. 使用足剂量药物 　　　　　　　　　D. 睡前加用降压药物

34. 下列关于高血压的说法,正确的是 　　　　　　　　　（　　）

    A. 夜间血压下降幅度的正常范围是白天血压的 10%—20%

    B. 夜间血压高,呈非杓型或反杓型血压,心血管风险大

    C. 白天血压控制达标就可以了,夜间血压不用达标

    D. 夜间血压高应首先筛查原因,对因治疗

    E. 夜间高血压建议选择长效降压药物,或多种药物联合治疗

35. 下列药物中,可能会降低糖尿病患者体重的是 　　　　　（　　）

    A. 格列齐特 　　B. 吡格列酮 　　C. 二甲双胍

    D. 阿卡波糖 　　E. 西格列汀

36. 根据《中国高血压防治指南》(2018 年修订版),下列情况中属于心血管疾病高危/极高危的是 　　　　　　　　　　　　　　　　　（　　）

    A. 诊室血压 ≥180/110 mmHg 　　B. 合并有症状的心血管疾病

    C. CKD≥4 期 　　　　　　　　　D. 有并发症的糖尿病

    E. 糖尿病,且诊室血压≥140/90 mmHg

37. 下面有关中青年高血压的说法,正确的是 　　　　　　　（　　）

    A. 中青年高血压患病率高,知晓率、治疗率和控制率低

    B. 建立工作场所/公共场所自助血压测量系统,有助于筛查发现中青年高血压

    C. 中青年高血压患者大多心血管风险不高,不需要积极治疗

    D. 中青年心血管死亡中 50%归因于高血压,尽早干预高血压意义重大

38. 关于在家自测血压,下列选项正确的是 　　　　　　　　（　　）

    A. 选择准确的血压计,使用大小合适的袖带

    B. 连续测量 5—7 天,每天早晚 2 次,每次测 3 回

    C. 推荐使用上臂式电子血压计

    D. 推荐使用腕式和手指式血压计

    E. 推荐使用水银柱血压计

39. 下列行为中,会影响血压测量准确性的是 　　　　　　　（　　）

    A. 测血压前剧烈运动 　　　　　　　B. 测血压前排空膀胱

    C. 测血压时盘腿或跷二郎腿 　　　　D. 测血压时说话

    E. 穿着厚外套测血压

40. 国家基本公共卫生服务中,高血压患者健康管理的服务内容有 （　　）

    A. 筛查患者 　　B. 随访评估 　　C. 对症治疗

    D. 分类干预 　　E. 健康体检

41. 根据国家基本公共卫生服务规范,高血压患者的随访评估必须包括的内容有 （   ）

    A. 询问症状   B. 测量体重、心率

    C. 询问生活方式   D. 测量空腹血糖

    E. 询问患者的服药情况

42. 国家基本公共卫生服务中,高血压患者健康管理的随访方式包括 （   ）

    A. 门诊就诊   B. 电话追踪   C. 住院诊疗

    D. 家庭访视   E. 体格检查

43. 下列情况中,需要紧急转诊的有 （   ）

    A. 收缩压≥180 mmHg 或舒张压≥110 mmHg

    B. 意识改变、恶心呕吐、视物模糊、胸闷

    C. 妊娠期出现高血压

    D. 哺乳期出现高血压

    E. 出现药物不良反应(难以处理的,严重不良反应)

44. 对高血压患者生活方式的指导主要包括 （   ）

    A. 吸烟情况   B. 饮酒情况   C. 运动情况

    D. 摄盐情况   E. 心理调整

45. 高血压患者随访时,需要紧急处理后转诊,2 周内主动随访转诊情况的是 （   ）

    A. 恶心、呕吐

    B. 喘憋不能平卧

    C. 视力模糊、眼痛

    D. 血压高于正常的妊娠期或哺乳期妇女

    E. 剧烈头痛或头晕

46. 关于测量血压,下列选项中正确的是 （   ）

    A. 将袖带紧贴缚在被测者的上臂,袖带的下缘应在肘弯上 2.5 cm

    B. 使用水银柱血压计测压时,快速充气,使气囊内压力达到桡动脉搏动消失后,立即开始以恒定的速率缓慢放气

    C. 收缩压读数取柯氏音第Ⅰ时相,舒张压读数取柯氏音第Ⅱ时相

    D. 应相隔 1—2 分钟重复测量,取 2 次读数的平均值记录

    E. 使用水银柱血压计测压读取血压数值时,末位数只能为 0、2、4、6、8,不能出现 1、3、5、7、9,并应注意避免末位数偏好

47. 下列关于老年人预防高血压病的说法,正确的是 （   ）

    A. 老年人不必严格限盐

    B. 家务活和体力劳动可以替代锻炼

    C. 运动前要了解自己的身体状况,以确定自己的运动种类、强度等

    D. 可选择慢跑、步行、太极拳等

    E. 多吃蔬菜、水果和豆制品

48. 高血压病饮食治疗的原则是 （ ）

    A. 减少食盐摄入量

    B. 增加含钾高、含钙高的食物

    C. 控制体重

    D. 膳食脂肪、限制蛋白质摄入

    E. 减少酒精摄入

49. 关于降压药物使用的说法，正确的是 （ ）

    A. 初始治疗通常采用较小剂量，再根据需要增加剂量

    B. 尽可能使用长效制剂

    C. 低剂量单药治疗不满意时，采用两种或多种降压药物联合治疗

    D. 血压降低越快越好

    E. 根据患者具体情况和耐受性，选择合适的降压药物

50. 高血压病治疗随诊的内容包括 （ ）

    A. 向患者进行保健知识的宣教

    B. 密切监测血压及患者的其他危险因素

    C. 观察治疗效果

    D. 让患者了解自己的病情

    E. 了解控制血压的重要性

51. 糖尿病酮症酸中毒的诱因有 （ ）

    A. 严重感染   B. 手术或创伤   C. 治疗中断   D. 饮食不当

52. 胰岛素按照作用时间可分类为 （ ）

    A. 短效   B. 速效   C. 长效

    D. 预混   E. 中效

53. 下列选项中，属于糖尿病主要急性并发症的是 （ ）

    A. 酮症酸中毒

    B. 低血糖昏迷

    C. 高渗性非酮症性昏迷

    D. 乳酸性酸中毒

54. 下列关于糖耐量减低(IGT)的论述，错误的是 （ ）

    A. 是糖尿病前期

    B. 是发生糖尿病的危险因素

    C. 介于正常人和糖尿病患者之间的代谢状态

    D. 与空腹血糖调节受损的发病机制相同

    E. 空腹血糖高于正常

55. 用胰岛素治疗的1型糖尿病患者，空腹高血糖的常见原因包括 （ ）

    A. 黎明现象   B. 苏木杰(Somogyi)现象   C. 胰岛素用量不够

    D. 运动量不够   E. 合并用药

56. 糖尿病足外周血管病变的检查项目包括 （ ）

    A. 踝动脉与肱动脉血压比值

    B. 经皮氧分压

    C. 足X线片

    D. 彩色多普勒超声

57. 下列选项中,符合糖尿病酮症酸中毒的实验室检查结果是 （ ）

    A. 血糖多数为 $17.7-33.3$ mmol/L

    B. 血酮体多在 4.8 mmol/L 以上

    C. 碱剩余负值增大

    D. 阴离子间隙增大,与碳酸氢盐降低大致相同

    E. 碱剩余负值减少

58. 糖尿病酮症酸中毒患者,用胰岛素持续静脉滴注,若血糖下降过快,可引起 （ ）

    A. 低血糖   B. 脑水肿   C. 低血钠

    D. 心力衰竭   E. 视力改变

59. 糖尿病的防治策略包括 （ ）

    A. 处理肥胖   B. 严格控制高血压

    C. 全面治疗心血管危险因素   D. 抗血小板治疗

    E. 戒烟

60. 关于强化胰岛素治疗方案,下列说法正确的是 （ ）

    A. 餐前多次注射速效胰岛素   B. 术前注射中效胰岛素

    C. 大剂量胰岛素注射   D. 自我监测血糖并记录

    E. 可采用持续皮下胰岛素输注

61. 下列因素中,可使糖尿病患者易发生乳酸性酸中毒的是 （ ）

    A. 感染   B. 酮症酸中毒   C. 高渗性非酮症糖尿病昏迷

    D. 低氧血症   E. 心功能不全

62. 糖尿病性视网膜病变可表现为 （ ）

    A. 高血压性视网膜病变   B. 失明

    C. 白内障   D. 视网膜微血管瘤

    E. 视网膜出血

63. 糖尿病酮症酸中毒的处理包括 （ ）

    A. 应用小剂量胰岛素治疗   B. 纠正酸碱失衡

    C. 防治诱因及处理并发症   D. 大量补液

    E. 适时补钾

64. 糖尿病酮症酸中毒治疗中如果补碱过多过快,会发生的严重并发症包括 （ ）

    A. 脑水肿   B. 加重组织缺氧   C. 碱中毒

    D. 缺钾   E. 低血糖

65. 成人迟发性自身免疫性糖尿病的临床特点有 （ ）

    A. 开始临床表现与 2 型糖尿病相似

    B. 不肥胖

    C. 开始用口服降糖药可控制血糖,很少有磺脲类药物继发性失效

    D. 血浆 C 肽水平低

E. 早期即易发生酮症酸中毒

66. 糖尿病神经病变最常见的受累神经包括 （ ）

    A. 第Ⅲ对颅神经　　B. 脊髓神经根　　　C. 自主神经

    D. 周围神经　　　　E. 脊髓前角

67. 关于二甲双胍的说法，下列选项中正确的 （ ）

    A. 二甲双胍不经过肝脏代谢，无肝脏毒性，故可用于肝功能不全的患者

    B. 二甲双胍本身不会对肾功能有影响，仅有尿蛋白仍可使用

    C. 长期服用二甲双胍应常规监测维生素 B_{12}

    D. 二甲双胍的使用没有年龄限制

    E. 10 岁及以上的 2 型糖尿病患儿服用二甲双胍时，最大剂量不超过 2 000 mg/d

68. 二甲双胍不同剂型的特点有 （ ）

    A. 普通片剂在胃内的溶出速度较快，胃肠道不良反应较多

    B. 缓释片/胶囊可减少给药后的胃肠道反应

    C. 缓释剂型可一天 1 次给药，在餐时或餐后立即服用

    D. 肠溶片可在餐前半小时给药

    E. 普通片一般一天给药 2—3 次，最好餐时或餐后服用

69. 关于胰岛素的保存方法，下列选项中不正确的是 （ ）

    A. 没有开封的胰岛素最好固定放置在冰箱门上

    B. 正在使用的胰岛素可以直接放在室温下保存

    C. 一旦温度超过 50 ℃，胰岛素会迅速在短时间内全部失效

    D. 乘飞机时要将胰岛素随行李托运

    E. 任何原因导致胰岛素剧烈震荡，就会破坏胰岛素的生物活性，导致药效丧失

70. 关于指测血糖的方法，下列选项正确的是 （ ）

    A. 在指测血糖前应用肥皂、流动水洗手

    B. 用 75％的酒精擦拭采血部位，待干后进行皮肤穿刺

    C. 测血糖应在指腹两侧取血

    D. 指测血糖尽量不要挤压，以免影响结果的准确性

    E. 扎指后出血量不够，最好手部自然下垂，等待 5 秒。必要时可从掌心部位向下挤压

71. 发生胰岛素抵抗时，下列说法正确的是 （ ）

    A. 胰岛素生理效应降低

    B. 胰岛素介导下骨骼肌、脂肪组织对葡萄糖摄取、利用或储存的能力减弱

    C. 肝葡萄糖输出减弱

    D. 需要更大剂量的胰岛素

    E. 多发生于肥胖的 2 型糖尿病患者

参考答案

一、单选题答案

1. C 2. B 3. A 4. B 5. B 6. E 7. A 8. C 9. B 10. E 11. D 12. A
13. C 14. E 15. A 16. D 17. B 18. B 19. C 20. C 21. A 22. A 23. E
24. E 25. E 26. B 27. D 28. B 29. A 30. A 31. C 32. C 33. A 34. C
35. A 36. D 37. A 38. D 39. C 40. A 41. C 42. B 43. D 44. B 45. C
46. A 47. C 48. D 49. A 50. A 51. D 52. C 53. B 54. C 55. B 56. A
57. B 58. D 59. B 60. A 61. D 62. C 63. B 64. B 65. A 66. D 67. B
68. A 69. D 70. C 71. C 72. C 73. D 74. C 75. B 76. A 77. C 78. C
79. D 80. B 81. C 82. E 83. D 84. E 85. B 86. A 87. A 88. A 89. B
90. B 91. D 92. B 93. B 94. E 95. B 96. D 97. B 98. A 99. E 100. D
101. A 102. B 103. D 104. A 105. D 106. D 107. E 108. C

二、多选题答案

1. ABCD 2. ACDE 3. ACE 4. ACD 5. BD 6. ABC 7. ABCD 8. ABCDE
9. ABCD 10. ABCDE 11. ABCDE 12. AD 13. ACD 14. ABCDE 15. BD
16. AB 17. ABCD 18. ACD 19. CD 20. ACD 21. ABC 22. ACDE 23. ACD
24. ABCDE 25. ABD 26. ABCD 27. ABCD 28. ABCD 29. ABCD 30. ABCDE
31. ADE 32. ABD 33. ABCD 34. ABDE 35. CD 36. ABCDE 37. ABD
38. ABC 39. ACDE 40. ABDE 41. ABCE 42. ABCD 43. ABCDE 44. ABCDE
45. ABCDE 46. ADE 47. CDE 48. ABCE 49. ABCE 50. ABCDE 51. ABCD
52. ABCDE 53. ABCD 54. BE 55. ABC 56. ABD 57. ABCD 58. ABE
59. ABCDE 60. ABDE 61. ABCDE 62. BDE 63. ABCDE 64. ABCD 65. ABD
66. ABCE 67. BDE 68. ABCDE 69. AD 70. ABCDE 71. ABDE

附　录

国家基本公共卫生服务项目国家基层高血压防治管理指南

（2020 版）

指南制定说明

一、制定目的

《中国心血管健康与疾病报告 2019》显示，我国高血压患病人数已达 2.45 亿。包括脑卒中、冠心病、心力衰竭、肾脏疾病在内的高血压严重并发症致残和致死率高，已成为我国家庭和社会的沉重负担。然而，高血压可防可控。研究表明，收缩压每降低 10 mmHg，或舒张压每降低 5 mmHg，死亡风险降低 10 ％～15 ％，脑卒中风险降低 35 ％，冠心病风险降低 20 ％，心力衰竭风险降低 40 ％。因此，预防和控制高血压是遏制我国心脑血管疾病流行的核心策略之一。

基层医疗卫生机构（社区卫生服务中心、社区卫生服务站、乡镇卫生院、村卫生室）是高血压管理的"主战场"，其管理水平的高低将直接影响我国未来心脑血管疾病发展趋势。国家基本公共卫生服务项目中的高血压患者健康管理，旨在通过合理、有效的治疗，提高血压达标率，减少或延缓并发症的发生，以达到降低病死率、提高生活质量的最终目的。为满足广大基层医务工作者的需要，有效支持基层高血压管理，国家卫生健康委员会基层卫生健康司委托国家心血管病中心成立的国家基本公共卫生服务项目基层高血压管理办公室，组织相关专家制定本指南。

二、制定原则

本指南制定的核心是可操作性，同时兼顾管理效果的可追踪、可考核，提供基层医务人员可掌握的简单实用的治疗方案。药物治疗的推荐以具有明确循证医学依据的药物为基础，逐步实现基层医疗卫生机构医生与上级医院医生在原发性高血压药物治疗上的同质化。

三、制定范畴

本指南适用于基层医疗卫生机构医务人员。管理人群涵盖辖区内≥18 岁的成年原发性高血压患者。本指南主要内容包括基层高血压管理的基本要求、管理流程、诊断方法、治疗方案及长期管理要求，为确保其可实施性，以直接的操作推荐为主。为提高基层医务人员高血压诊疗水平，将辅以国家基本公共卫生服务项目《国家基层高血压防治管理手册》（以下简称《手册》），对指南涉及的推荐内容进行详细说明，提供推荐依据，扩展相关临床知识等。

四、缩略语说明

ACEI：Angiotensin-Converting Enzyme Inhibitor，血管紧张素转换酶抑制剂

ARB：Angiotensin Receptor Blocker，血管紧张素Ⅱ受体拮抗剂

CCB：Calcium Channel Blocker，钙通道阻滞剂

BP：Blood Pressure，血压

SBP：Systolic Blood Pressure，收缩压

DBP：Diastolic Blood Pressure，舒张压

TC：Total Cholesterol，总胆固醇

LDL-C：Low-Density Lipoprotein Cholesterol，低密度脂蛋白胆固醇

HDL-C：High-Density Lipoprotein Cholesterol，高密度脂蛋白胆固醇

基层高血压管理基本要求

一、组建管理团队

依托家庭医生签约制度，基层医疗卫生机构成立由医生、护士、公共卫生人员等组成的管理团队，鼓励上级医院专科医生（含中医类别医生）加入团队给予专业指导。各管理团队在机构主要负责人的领导下，通过签约服务的方式，按照本指南要求，为辖区内高血压患者提供规范服务。团队中的医生为经国家统一培训合格的医务人员。基层医疗卫生机构结合团队服务绩效，建立并完善相应的激励机制。

二、配置基本设备

血压计：推荐使用经认证的上臂式医用电子血压计，血压计应定期校准。不建议使用传统的台式水银柱血压计。不推荐使用腕式或手指式电子血压计。

其他应配备设备：身高体重计、血常规分析仪、尿常规分析仪、血生化分析仪、心电图机，定期校准。还需准备测量腰围的软尺。

有条件的基层医疗卫生机构可配备动态血压监测仪、心脏超声设备、血管彩色多普勒超声设备、胸部 X 线检查设备及眼底检查设备等。

三、保障基本药物

基层医疗卫生机构应配备下述五大类降压药：

A：ACEI 和 ARB 两类药物建议都具备，ACEI 与 ARB 降压作用机制相似，无条件的基层医疗卫生机构应至少具备一种。

B：β 受体阻滞剂。

C：CCB，二氢吡啶类 CCB 常用于降压。

D：利尿剂，噻嗪类利尿剂常用于降压。

基层高血压防治管理流程

基层医疗卫生机构应承担原发性高血压的诊断、治疗及长期随访等管理工作,识别出不适合在基层诊治的高血压患者并及时向上级医院转诊。上级医院确诊的及接收的上转原发性高血压患者,经治疗病情平稳后应及时将有关信息推送至基层医疗卫生机构,以便及时纳入管理并跟踪随访。管理目标是降压达标,降低并发症发生风险。

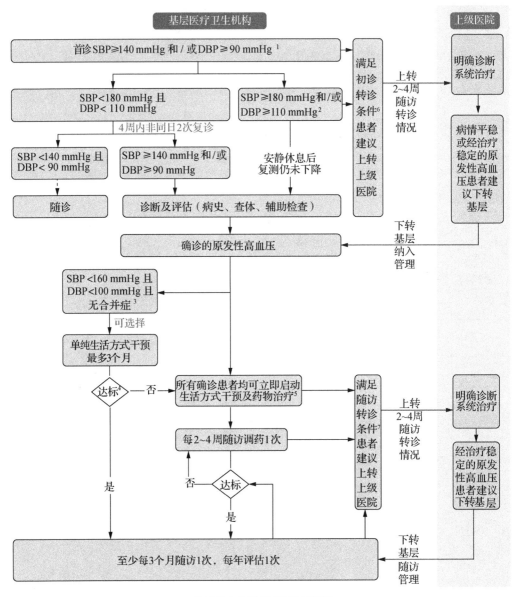

基层高血压防治管理流程图

注:[1] SBP:收缩压。DBP:舒张压。

"和/或"包括以下 3 种情况：

① SBP ≥140 mmHg 且 DBP≥90 mmHg；

② SBP ≥140 mmHg 且 DBP＜90 mmHg；

③ SBP ＜140 mmHg 且 DBP≥90 mmHg。

[2]"和／或"意义同上。

[3]合并症：指冠心病、心力衰竭、脑卒中、慢性肾脏疾病、糖尿病或外周动脉粥样硬化病。

[4]达标：一般高血压患者，血压降至 140/90 mmHg 以下，合并糖尿病、冠心病、心力衰竭、慢性肾脏疾病伴有蛋白尿的患者，如能耐受，可进一步降至 130/80 mmHg 以下；

65～79 岁的高血压患者血压降至 150/90 mmHg 以下，如能耐受，可进一步降至 140/90 mmHg 以下；

80 岁及以上的高血压患者降至 150/90 mmHg 以下。

[5]基层医疗卫生机构应积极应用中医药及特色适宜技术。

[6]初诊转诊：见本指南转诊部分。

[7]随访转诊：见本指南转诊部分。

诊疗关键点

1. 血压测量"三要点"：设备精准、安静放松、位置规范。

2. 诊断要点：诊室血压为主，140/90 mmHg 为界，非同日 3 次超标确诊。

3. 健康生活方式"六部曲"：限盐减重多运动，戒烟戒酒心态平。

4. 治疗"三原则"：达标、平稳、综合管理。

5. 基层高血压转诊五类人群：起病急、症状重、疑继发、难控制、孕产妇。

高血压诊断

一、血压测量

（一）测量方式

1. 诊室血压：以诊室血压作为确诊高血压的主要依据。

2. 家庭自测血压：作为患者自我管理的主要手段，也可用于辅助诊断（家庭自测血压方法详见《手册》）。

3. 动态血压监测：有条件的基层医疗卫生机构可采用，作为辅助诊断及调整药物治疗的依据。

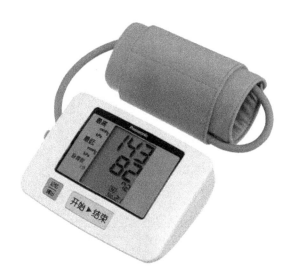

（二）测量仪器

1. 基层医疗卫生机构选择经认证的上臂式医用电子血压计，定期校准。

2. 袖带的大小适合患者上臂臂围，袖带气囊至少覆盖 80% 上臂周径，常规袖带长 22～26 cm，宽 12 cm，上臂臂围大者（>32 cm）应换用大规格袖带。

（三）测量方法

规范测量"三要点"：设备精准、安静放松、位置规范。

1. 设备精准

选择经认证合格的上臂式医用电子血压计，定期校准。

2. 安静放松

去除可能有影响的因素（测量前 30 分钟内禁止吸烟、饮咖啡或茶等，排空膀胱），安静休息至少 5 分钟。测量时取坐位，双脚平放于地面，放松且身体保持不动，不说话。

3. 位置规范

上臂中点与心脏处于同一水平线上；袖带下缘应在肘窝上 2.5 cm(约两横指)处，松紧合适，可插入 1～2 指为宜。

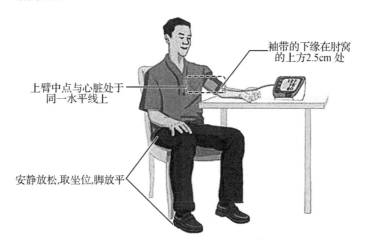

袖带的下缘在肘窝的上方2.5cm 处

上臂中点与心脏处于同一水平线上

安静放松,取坐位,脚放平

注意：

1. 首诊测量双上臂血压，以后通常测量读数较高的一侧。若双侧测量值差异超过 20 mmHg，应转诊除外锁骨下动脉狭窄的可能。

2. 每次门诊测量两次，间隔 1～2 分钟，取两次的平均值记录。如果两次差异＞ 10 mmHg，则测量第 3 次，取后两次的平均值记录。

随访期间如果首次测量＜ 140/90 mmHg，则不需要额外测量。

二、高血压诊断标准

1. 以诊室血压测量结果为主要诊断依据：

首诊发现收缩压≥140 mmHg 和 / 或 舒张压≥90 mmHg[①]，建议在 4 周内复查 2 次，非同日 3 次测量均达到上述诊断界值，即可确诊。

若首诊收缩压≥180 mmHg 和 / 或 舒张压≥110 mmHg，伴有急性症状者建议立即转诊；无明显症状者，排除其他可能的诱因，并安静休息后复测仍达此标准，即可确诊，建议立即给予药物治疗。

2. 诊断不确定，或怀疑"白大衣高血压"或"隐蔽性高血压"，有条件的可结合动态血压监测或家庭自测血压辅助诊断；无条件的，建议转诊。

动态血压监测和家庭自测血压诊断高血压的标准见表 1，具体操作参见《手册》。注意家庭自测血压用于辅助诊断时应谨慎，确保使用经认证的上臂式电子血压计，且符合操

---

① 收缩压≥140 mmHg 和 / 或 舒张压≥90 mmHg："和 / 或"表示包括 3 种情况，即收缩压≥140 mmHg 且舒张压≥90 mmHg、收缩压≥140 mmHg 且舒张压＜90 mmHg、收缩压＜140 mmHg 且舒张压≥90 mmHg。下文中出现的"和 / 或"意义相同。

作要求。

3. 注意鉴别伴有紧急或危重情况、怀疑继发性高血压等需转诊的情况（见"转诊"章节）。

表1 诊室及诊室外高血压诊断标准

分类	收缩压/mmHg		舒张压/mmHg
诊室测量血压	≥140	和/或	≥90
动态血压监测 *			
白天	≥135	和/或	≥85
夜间	≥120	和/或	≥70
24小时	≥130	和/或	≥80
家庭自测血压 *	≥135	和/或	≥85

注：* 平均血压。

4. 特殊定义：

（1）白大衣高血压和隐蔽性高血压：

反复出现的诊室血压升高，而诊室外的动态血压监测或家庭自测血压正常，为白大衣高血压；相反，诊室血压正常，诊室外血压升高，为隐蔽性高血压。

（2）单纯收缩期高血压：

收缩压≥140 mmHg 且舒张压<90 mmHg。

三、评估

目的是评估心血管疾病发病风险、靶器官损害及并存的临床情况。评估是确定高血压治疗策略的基础。初诊时及以后建议每年评估1次。

评估内容包括病史、体格检查及辅助检查：

1. 病史

既往是否有糖尿病、脑卒中、冠心病、心力衰竭、心房颤动、肾脏疾病、外周动脉粥样硬化病等合并症，高血压、糖尿病、血脂异常及早发心血管病家族史，吸烟、饮酒史。

2. 体格检查

血压、心率、心律、身高、体重、腰围，确认有无下肢水肿等。

3. 辅助检查

建议做：血常规、尿常规、生化检查（肌酐、尿酸、谷丙转氨酶、血钾、血钠、血氯、血糖、血脂)、心电图(识别有无左心室肥厚、心肌梗死、心律失常如心房颤动等)。

有条件者可选做:动态血压监测、超声心动图、颈动脉超声、尿白蛋白/肌酐比、胸部 X线片、眼底检查等。

高血压治疗

一、治疗原则

高血压治疗三原则:达标、平稳、综合管理。治疗高血压的主要目的是降低心脑血管并发症的发生和死亡风险。

首先要降压达标。

不论采用何种治疗,将血压控制在目标值以下是根本。

其次是平稳降压。

告知患者长期坚持生活方式干预和药物治疗,保持血压长期平稳至关重要;此外,长效制剂有利于每日血压的平稳控制,对减少心血管并发症有益,推荐使用。

再次要对高血压患者进行综合干预管理。

选择降压药物时应综合考虑其伴随合并症情况;此外,对于已患心血管疾病的患者及具有某些危险因素的患者,应考虑给予抗血小板及降脂治疗,以降低心血管疾病再发及死亡风险。

二、降压目标

高血压患者的降压目标:

一般高血压患者,血压降至 140/90 mmHg 以下。

合并糖尿病、冠心病、心力衰竭、慢性肾脏疾病伴有蛋白尿的患者,如能耐受,血压应降至 130/80 mmHg 以下。

65～79 岁的患者血压降至 150/90 mmHg 以下,如能耐受,血压可进一步降至 140/90 mmHg 以下。

80 岁及以上的患者血压降至 150/90 mmHg 以下。

三、生活方式干预

对确诊高血压的患者,应立即启动并长期坚持生活方式干预,即"健康生活方式六部曲"——限盐减重多运动,戒烟戒酒心态平。一些生活方式干预方法可明确降低血压,如减少钠盐摄入、减轻体重、规律的中等强度运动(如快走、慢跑、骑车、游泳、太极拳等常见健身方式)均有直接的降压效果。戒烟、戒酒可直接降低心血管病发生风险,更应大力提倡。此外,协助患者减轻精神压力、保持心理平衡,也是提高治疗效果的重要方面。具体生活方式干预的内容及操作方法见《手册》。

生活方式干预目标及降压效果见表2。

表 2　生活方式干预目标及降压效果

内容	目标	可获得的收缩压下降效果
减少钠盐摄入	每人每日食盐摄入量不超过 6 g(1 啤酒瓶盖*) 注意隐性盐的摄入(咸菜、鸡精、酱油等)	2～8 mmHg
减轻体重	BMI[#]＜24,腰围＜ 90 cm(男),腰围＜ 85 cm(女)	5～20 mmHg /减重 10 kg
规律运动	中等强度运动,每次 30 分钟,每周 5～7 次	4～9 mmHg
戒烟	建议戒烟,避免被动吸烟	—
戒酒	推荐不饮酒,目前在饮酒的高血压患者,建议戒酒	—
心理平衡	减轻精神压力,保持心情愉悦	—

注:。＊普通啤酒瓶盖去掉胶皮垫后水平装满可盛 6 g 食盐

#BMI:体质指数,评价体重的指标,BMI ＝ 体重÷身高^2(体重单位 kg,身高单位 m)

BMI 判定标准:正常 $18.5 \leqslant \text{BMI} < 24.0$,超重或肥胖 $\text{BMI} \geqslant 24.0$

根据患者具体情况,与患者共同讨论需要改善的生活方式,制定最终目标,每次随访根据改善情况设定近期的具体目标,为患者提供咨询,鼓励其坚持。为提高可行性,可根据患者意愿,每次有针对性地选择 1～2 项需改善的生活方式,持续督促、追踪。

四、药物治疗

(一)启动药物治疗时机

所有高血压患者一旦诊断,建议在生活方式干预的同时立即启动药物治疗。

仅收缩压＜160 mmHg 且舒张压＜ 100 mmHg 且未合并冠心病、心力衰竭、脑卒中、外周动脉粥样硬化病、肾脏疾病或糖尿病的高血压患者,医生也可根据病情及患者意愿暂缓给药,采用单纯生活方式干预最多 3 个月,若仍未达标,再启动药物治疗。

(二)降压药物选择

尽量选用证据明确、可改善预后的五大类降压药物,即 ACEI、ARB、β 受体阻滞剂、CCB和利尿剂。

为便于记忆,下文根据英文单词的首字母,分别以 A、A、B、C、D 简称。

A:ACEI 和 ARB

两类药物降压作用明确,尤其适用于伴有心力衰竭、心肌梗死后、糖尿病、慢性肾脏疾病的患者,有充足证据证明可改善预后。

用于蛋白尿患者,可降低尿蛋白,具有肾脏保护作用,但双侧肾动脉狭窄、肌酐(Cr)≥3 mg/dL(265 μmol/L)的严重肾功能不全及高血钾的患者禁用。妊娠或计划妊娠患者禁用。

ACEI 类药物易引起干咳,若无法耐受,可换用 ARB。两类药物均有引起血管神经性水

肿的可能,但罕见。

B: β 受体阻滞剂

可降低心率,尤其适用于心率偏快的患者,用于合并心肌梗死或心力衰竭的患者,可改善预后;用于冠心病、劳力性心绞痛患者,可减轻心绞痛症状。

但注意急性心肌梗死后早期(24 小时内)应慎用,心力衰竭急性期(气短、端坐呼吸、不能平卧)不适合应用,应待病情平稳后使用。

心肌梗死或心力衰竭急性期不建议在基层首用 β 受体阻滞剂。

以 β 受体阻滞作用为主的 α - β 受体阻滞剂,如卡维地洛、阿罗洛尔、拉贝洛尔等,也适用于上述人群。

β 受体阻滞剂可降低心率,禁用于严重心动过缓患者,如心率＜ 55 次/min、病态窦房结综合征、二度或三度房室传导阻滞。

支气管哮喘患者禁用。

大剂量应用时对糖脂代谢可能有影响,高选择性 β_1 受体阻滞剂及 α - β 受体阻滞剂,如比索洛尔、美托洛尔、卡维地洛等对糖脂代谢影响较小。

C: CCB

最常用于降压的是二氢吡啶类钙通道阻滞剂,如氨氯地平、硝苯地平缓释片或控释片、非洛地平缓释片等。

此类药物降压作用强,耐受性较好,无绝对禁忌证,适用范围相对广,老年单纯收缩期高血压等更适用。

常见的不良反应包括头痛、面部潮红、踝部水肿、心跳加快、牙龈增生等。

D: 利尿剂

噻嗪类利尿剂较为常用,尤其适用于老年人、单纯收缩期高血压及合并心力衰竭的患者。噻嗪类利尿剂的主要不良反应是低钾血症,且随着利尿剂使用剂量增加,低钾血症发生率也相应增加,因此建议小剂量使用,如氢氯噻嗪片 12.5 mg,每日 1 次。

利尿剂与 ACEI 或 ARB 类药物合用,可抵消或减轻其低钾的不良反应。

痛风患者一般禁用噻嗪类利尿剂。

严重心力衰竭或慢性肾功能不全时,可能需要应用袢利尿剂(如呋塞米),同时需补钾,此时建议转诊至上级医院进一步诊治。

近年来由上述五大类药物组合而成的单片复方制剂,由于服用方便,易于长期坚持,已成为高血压治疗的新模式,推荐首选。

其他有明确降压效果的传统单片复方制剂,包括复方利血平片、复方利血平氨苯蝶啶片等根据患者情况仍可使用。

基层常用降压药物用法、适应证、禁忌证及不良反应见附件一。

（三）药物治疗方案

根据患者是否存在合并症及血压水平,选择合适的药物,优选长效药物。除心力衰竭及直立性低血压风险较大的高龄初始用药患者建议从小剂量开始外,其他高血压患者可从常用起始剂量开始,具体参见附件一。

1. 无合并症①高血压药物治疗方案

第 1 步

收缩压＜160 mmHg 且舒张压＜ 100 mmHg：

单药起始,可选择 C、A、D 或 B。B 尤其适用于心率偏快者。

起始剂量观察 2～4 周,未达标者加量,或更换另一种药物,或直接联合使用两种药物(见联合药物推荐),每调整一次观察 2～4 周。

收缩压≥160 mmHg 和 / 或舒张压≥100 mmHg：

推荐两种药物联合使用,如 C＋A、A＋D、C＋D 或 C＋B,首选相应的单片复方制剂。未达标则采用如上方法增加剂量或更换方案,每调整一次治疗观察 2～4 周。

第 2 步

上述两药联合方案应用后,血压仍未达标,加用第三种药物,可选 C＋A＋D 或 C＋A＋B。

第 3 步

3 种药物足量(即指南推荐的最大剂量),且至少包含一种利尿剂,观察 2～4 周仍未达标,建议转诊;或 A、B、C、D 四类药物合用,2～4 周仍未达标,建议转诊。

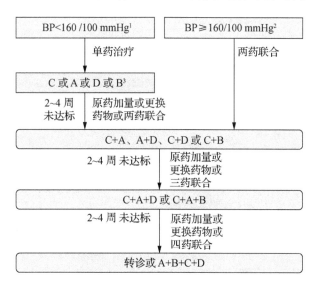

无合并症高血压药物治疗流程图

注：[1] BP ＜160/100 mmHg：收缩压＜160 mmHg 且舒张压＜100 mmHg。

---

① 合并症:指伴随冠心病、心力衰竭、脑卒中、糖尿病、慢性肾脏疾病或外周动脉粥样硬化病。

² BP≥160/100 mmHg:收缩压≥160 mmHg 和/ 或舒张压≥100 mmHg。

³ B:B 类药物适用于心率偏快者。

每次调整治疗后均需观察 2～4 周,看达标情况。

除非出现不良反应等不耐受或需紧急处理的情况。

A:ACEI /ARB,即血管紧张素转换酶抑制剂/ 血管紧张素Ⅱ受体拮抗剂。

B:β 受体阻滞剂。

C:二氢吡啶类钙通道阻滞剂。

D:利尿剂,常用噻嗪类利尿剂。

2. 有合并症高血压药物治疗方案

(1)合并心肌梗死

首选 A＋B,小剂量联用,避免出现低血压。若未达标可加量,仍未达标加用长效 C 或 D (包括螺内酯)。

(2)合并心绞痛

可选择 B 或 A 或 C,可联用,仍未达标加用 D。

(3)合并心力衰竭

A＋B,小剂量联用,合并钠水潴留时加用 D,一般选择袢利尿剂,并补钾,可加螺内酯,仍未控制可加 C(限氨氯地平、非洛地平)。合并心力衰竭患者起始联用 A 和 B,主要用于改善预后,应注意血压偏低者起始剂量宜小,缓慢加量。

(4)合并脑卒中

可选择 C、A、D,未达标者可联合使用。

(5)合并糖尿病

首选 A,未达标者加用 C 或 D。

(6)合并慢性肾脏疾病

首选 A,未达标者加用 C 或 D。肌酐水平首次超出正常范围,建议降压治疗方案由上级医院决定。

(7)合并外周动脉粥样硬化病

初始选择 C、A、D 或 B 均可,单药未达标可联合用药,同"无合并症高血压药物治疗方案"。但慎用非选择性 β 受体阻滞剂如普萘洛尔。

有合并症高血压的治疗方案推荐表见表 3。

表 3　有合并症[1] 高血压的治疗方案推荐表

患者特征	第 1 步	第 2 步	第 3 步
高血压合并心肌梗死	A＋B[2]	A＋B＋C[3] 或 A＋B＋D[4]	转诊或 A＋B＋C[3]＋D
高血压合并心绞痛	B 或 A 或 C	B＋C 或 B＋A 或 A＋C	B＋C＋A 或 B＋C＋D
高血压合并心力衰竭	A＋B[2]	A＋B＋D[4]	转诊或 A＋B＋D[4]＋C[3]
高血压合并脑卒中	C 或 A 或 D	C＋A 或 C＋D 或 A＋D	C＋A＋D
高血压合并糖尿病或慢性肾脏疾病[5]	A	A＋C 或 A＋D	A＋C＋D

注:[1] 合并症:指伴随冠心病、心力衰竭、脑卒中、糖尿病、慢性肾脏疾病或外周动脉粥样硬化病,且处于稳定

期。伴外周动脉粥样硬化病患者的高血压用药同无合并症者,无特殊推荐,故未列入本表。

²A+B 两药合用,应从最小剂量起始,避免出现低血压。

³C 类用于心肌梗死时,限长效药物。C 类用于心力衰竭时,仅限氨氯地平及非洛地平两种药。

⁴D 类用于心肌梗死时包括螺内酯。D 类用于心力衰竭时包括袢利尿剂和螺内酯。

⁵肌酐水平首次超出正常,降压治疗方案建议由上级医院决定。

A:ACEI /ARB,即血管紧张素转换酶抑制剂 / 血管紧张素 Ⅱ 受体拮抗剂。

B:β 受体阻滞剂。

C:二氢吡啶类钙通道阻滞剂。

D:噻嗪类利尿剂。

(四)用药注意事项

每次调整药物种类或剂量后建议观察 2~4 周,评价药物治疗的有效性,避免频繁更换药物,除非出现不良反应等不耐受或需紧急处理的情况。

不宜联合应用 ACEI 与 ARB。

(五)已用药患者的治疗方案调整建议

已达标:无合并症的高血压患者,如已用药达标,可维持原治疗方案;若伴有上述合并症,建议采用上述推荐方案治疗。

未达标:建议采用上述治疗方案调整药物。

因客观原因无法实施推荐方案,则以降压达标为根本,允许使用其他类别降压药物。

已服药达标的患者,出现偶尔的血压波动,应注意排除诱因,避免依据单次血压测量值频繁调整药物。

(六)综合干预管理

高血压患者选择降压药物时应综合考虑伴随的合并症,如上文所述。对于已患心血管疾病患者及具有某些危险因素的患者,应考虑给予阿司匹林及他汀等药物,以降低心血管疾病再发及死亡风险。

具体建议如下:

1. 小剂量阿司匹林

已患冠心病、缺血性脑卒中、外周动脉粥样硬化病的高血压患者,血压稳定控制在 150/90 mmHg 以下,建议服用:阿司匹林 75~100 mg,每日 1 次(活动性胃溃疡或消化道出血、过敏者禁用)。

2. 他汀等降脂药物

已患冠心病、缺血性脑卒中、外周动脉粥样硬化病的高血压患者,应长期服用他汀类药物,必要时加用其他降脂药物,使 LDL-C 降至 1.8 mmol/L(70 mg /dL)以下。

无上述心血管疾病高血压患者(心血管病一级预防),按照危险程度不同,LDL-C 降低的目标值也不同,具体如下:

（1）高血压合并至少 1 项以下疾病或情况，建议 LDL-C 降至 1.8 mmol/L(70 mg/dL)以下：

① 慢性肾脏疾病；

② ≥40 岁糖尿病；

③ 严重高胆固醇血症：TC≥7.2 mmol/L(278 mg/dL)或 LDL-C≥4.9 mmol/L(190 mg/dL)。

（2）高血压合并下述 3 项危险因素中的至少 2 项，建议 LDL-C 降至 2.6 mmol/L(100 mg/dL)以下：

① 吸烟；

② HDL<1 mmol/L(40 mg/dL)；

③ ≥45 岁男性或≥55 岁女性。

（3）不符合上述情况，但 LDL-C≥3.4 mmol/L(130 mg/dL)的高血压患者，建议服用他汀类药物将 LDL-C 降至 3.4 mmol/L(130 mg/dL)以下。

高血压合并相关疾病或情况的降脂目标见表 4。

表 4　高血压合并相关疾病或情况的降脂目标

高血压合并疾病/情况	LDL-C 目标值
冠心病	< 1.8 mmol/L (70 mg/dL)
缺血性脑卒中	
外周动脉粥样硬化病	
慢性肾脏疾病	< 1.8 mmol/L (70 mg/dL)
≥40 岁糖尿病	
TC≥7.2 mmol/L(278 mg/dL)或 LDL-C≥4.9 mmol/L(190 mg/dL)	
吸烟＋HDL-C<1 mmol/L(40 mg/dL)	<2.6 mmol/L (100 mg/dL)
吸烟＋≥45 岁男性或≥55 岁女性	
HDL-C<1 mmol/L(40 mg/dL)＋≥45 岁男性或≥55 岁女性	
LDL-C≥3.4 mmol/L(130 mg /dL)(不符合上述情况)	<3.4 mmol/L (130 mg/dL)

注：TC 为总胆固醇，LDL-C 为低密度脂蛋白胆固醇，HDL-C 为高密度脂蛋白胆固醇。

具体用药举例如下：

辛伐他汀 20～40 mg，每晚 1 次；

阿托伐他汀 10～20 mg，每晚 1 次；

瑞舒伐他汀 5～10 mg，每晚 1 次。

若 LDL-C 不达标，可适当增加剂量或加用其他降低胆固醇药物，如胆固醇吸收抑制剂等。用药观察 3～6 个月，如果 LDL-C 仍未能达标，建议转诊治疗。

他汀类药物总体耐受性好,但有导致肌病、横纹肌溶解、转氨酶升高等不良反应的可能,且随剂量增加,风险升高。对初始用药的患者,6 周内应复查血脂、转氨酶和肌酸激酶,无不良反应且 LDL-C 达标后,可调整为 6～12 个月复查 1 次。

他汀类药物具体剂量、降脂效能及使用注意事项见《手册》。

（七）血压≥180/110 mmHg 的紧急处理

1. 血压≥180/110 mmHg,不伴心、脑、肾急性并发症①的临床症状:

（1）口服短效降压药物,如卡托普利 12.5～25 mg,或酒石酸美托洛尔 25 mg 口服,1 小时后可重复给药,门诊观察,直至降到 180/110 mmHg 以下;

（2）经上述处理,血压仍≥180/110 mmHg,或症状明显,建议转诊;

（3）24～48 小时将血压降至 160/100 mmHg 以下,之后调整长期治疗方案;

（4）注意:不建议舌下含服硝苯地平快速降压。

2. 血压≥180/110 mmHg,伴有心、脑、肾急性并发症的临床症状:

（1）立即转诊;

（2）等待转诊过程中,可参照《手册》做简单处理。

---

① 　心、脑、肾急性并发症:包括高血压脑病、脑出血、蛛网膜下腔出血、脑梗死、主动脉夹层动脉瘤、急性心力衰竭、肺水肿、不稳定型心绞痛、急性心肌梗死等疾病。

高血压与中医药

一、临床定义和干预原则

　　根据高血压发病特点及临床表现,可归属中医"眩晕""头痛""风眩""头风"等范畴。相关病症描述首见于《黄帝内经》,主要病因为情志不遂、饮食不节、年高肾亏、病后体虚等,其病理因素多为风、火、痰、瘀、虚,病理性质多属本虚标实,肝肾阴虚为本,风阳上亢、气血失调、痰浊内蕴为标,因病程及合并靶器官损害的不同,多表现为早期肝阳上亢、中期阴虚阳亢及后期阴虚及阳,而瘀血阻络、痰浊内蕴在整个病程中均可能兼夹。本病总体上以阴虚阳亢、水不涵木最多见,潜阳育阴治则应用最广泛。

　　中医药强调整体调节,在我国基层高血压防治中也被广泛应用。中医"未病先防、既病防变、已变防衰"的防治策略,在高血压的预防、治疗、康复等不同阶段均可以通过调节阴阳平衡而发挥不同程度的作用,其强调整体观的辨治理念,更有助于高血压多种危险因素的控制,从而降低心血管总体风险。

二、辨证论治

　　根据高血压中医流行病学数据和基层高血压的防治特点,可简要分为风阳上亢、肝肾阴虚等实、虚两个证型进行辨治,痰、火、瘀等病理因素作为兼夹证候处理。本指南推荐的相关中药制剂已开展了临床研究,积累了一定的循证医学证据,明确了其降压的获益,具体治疗建议如下:

1. 风阳上亢证

　　主症:眩晕耳鸣,头痛且胀,遇劳或恼怒加重;
　　次症:急躁易怒,少寐多梦,面红目赤,肢麻震颤;
　　舌脉:舌质红,苔黄,脉弦。
　　推荐方药:天麻钩藤饮(《杂病证治新义》)加减。药物组成为天麻 9～15 g、钩藤(后下)12～20 g、生石决明(先煎)15～20 g、山栀 6～10 g、黄芩 3～10 g、川牛膝 12～20 g、杜仲 6～10 g、益母草 9～15 g、桑寄生 9～15 g、茯神 9～15 g 等,每日一剂,煎煮后服用。
　　中成药可选择天麻钩藤颗粒,一次 5 g,一日 3 次;松龄血脉康胶囊,一次 3 粒,一日 3次;清肝降压胶囊,一次 3 粒,一日 3 次等。

2. 肝肾阴虚证

　　主症:眩晕,腰酸膝软,五心烦热;
　　次症:心悸,耳鸣,失眠,健忘;

舌脉：舌红苔少，或伴有裂纹，脉弦细数。

推荐方药：杞菊地黄丸（《医级》）加减。杞菊地黄丸组成为枸杞子 10～15 g、菊花 6～12 g、熟地黄 10～15 g、山萸肉 6～12 g、山药 15～30 g、丹皮 10～15 g、茯苓 10～15 g、泽泻 6～10 g 等，煎服方法同风阳上亢证。

中成药可选择杜仲平压片，一次 2 片，一日 2～3 次；杞菊地黄胶囊，一次 5～6 粒，一日 3 次等。

此外，高血压患者若兼见心、脑、肾、外周血管等靶器官损伤的瘀血内阻等临床表现时，在辨证论治的基础上可酌情增加三七 2～3 g（研粉吞服）、丹参 10～15 g、川芎 10～15 g、川牛膝 12～20 g 等活血通络之品；若兼见头重如裹、形体肥胖等痰浊内阻证者可选择半夏白术天麻汤加减治疗，药用姜半夏 6～9 g、白术 6～12 g、天麻 9～15 g 等。相关中成药可选择半夏天麻丸、眩晕宁颗粒等。

三、中医特色适宜技术

具有中医特色的外用药物及非药物方法在高血压防治中也广泛使用，推荐的方法大多安全、简便，通过短期培训即可掌握，特别适合基层应用，而且积累了较丰富的循证证据。

1. 针灸

可由受过针灸培训的基层医生开展针灸治疗，治疗以"平肝潜阳，调和气血"为原则，而兼顾诸证。风阳上亢证可选合谷、太冲、侠溪、行间等穴位；肝肾阴虚证可选太溪、太冲、三阴交、侠溪等穴位；夹痰者可加丰隆穴；夹瘀者可加血海穴。每周 2～3 次，4 周为一个疗程。

2. 推拿

手法以推法、揉法等为主，基础穴位可选择百会、风池等，也可辨证取穴。风阳上亢证选合谷、太冲、侠溪、行间等，肝肾阴虚证选太溪、太冲、三阴交、侠溪等，推拿时以局部出现酸、麻、胀为准。每日或隔日 1 次，10 次为一个疗程。

3. 耳穴贴压

常用耳穴可选耳背沟、肝、心、神门等。风阳上亢证加交感穴；肝肾阴虚证加肾穴；夹痰者加脾穴；夹瘀者加皮质下穴。将粘有王不留行籽的胶布对准穴位紧贴压其上，以拇指和食指相对按压耳穴，每穴按压 20～30 次，使患者感胀痛及耳廓发热。每隔 3～5 天更换 1 次，每次一耳，双耳交替，5 次为一个疗程。

4. 穴位贴敷

可采用吴茱萸散（吴茱萸：白醋＝1：1）或天麻贴（天麻：吴茱萸：白醋：冰片＝1：1：1：0.1）穴位敷贴，临床选穴如风阳上亢证可选穴太阳、风池；肝肾阴虚证可选穴三阴交、涌泉。贴敷的时间以 6～9 小时为宜，每天睡前 1 次，连续用药 2 周为一个疗程。

5. 刮痧

取足少阴肾经、足厥阴肝经、足太阳膀胱经为主要刮痧经络。患者取坐位或卧位,露出需要刮痧的部位,操作者右手拿取刮痧板,蘸石蜡油刮痧,以出痧(皮肤潮红或出现紫红色痧痕)为度。

6. 中药足浴

可选用吴茱萸 20 g、肉桂 20 g、川牛膝 20 g 等,上药制成煎剂,用时加温至 50 ℃左右,浸泡双足,两足相互搓动,每次浴足 20～30 分钟,长期坚持具有一定的辅助降压作用。

7. 中药代茶饮

一些具有平肝潜阳、补益肝肾之功用、作用平和的中药可作为辅助降压的保健方法,代茶饮用,如可选鬼针草、菊花、枸杞子、决明子、生山楂、麦冬、罗布麻叶等适量泡茶。

8. 体质调摄

根据不同的体质类型给予适当的饮食调理,平衡阴阳,对高血压的防治也有一定的辅助作用。如气虚质多食益气健脾之品,如山药、莲子、大枣等;阳虚质多食温阳食物,如牛羊肉等,少食生冷寒凉之品;阴虚质多食甘凉滋润之品,如百合、银耳,少食性温燥烈食物,如辣椒;痰湿质饮食以清淡为主,少食肥甘厚腻,多食冬瓜、白萝卜、薏苡仁等;湿热质多食清淡、甘寒之品,如绿豆、苦瓜、薏苡仁等;血瘀质多食山楂、藕等;气郁质多食行气解郁、消食醒神之品,如丝瓜、柑橘等。

四、传统运动方式

一些具有中国传统文化特点的运动方式可以调节情绪,缓解压力,并被初步的循证医学证据证实了可获得明确的血压降低效果,可作为基层高血压管理的运动方式选择。

1. 太极拳

太极拳可以调节情绪,缓解压力,调整阴阳失衡,每周运动 3～5 次,每次 30 分钟左右,坚持约 22 周,血压平均可降低 5～11 mmHg。

2. 八段锦

八段锦将呼吸吐纳与心理调节相结合,运动量适中,每周练习 5 天,每天 1 次,每次 2遍,30 分钟左右,坚持练习 3～6 个月可有一定程度的降低血压作用。

五、中医综合调理

中医对高血压的管理特别强调整体调节的重要性,一些药物虽未有直接的降压证据,但可改善部分高血压患者的临床症状,提高生活质量,降低相关心血管危险因素,也会让高血压患者受益,临床可酌情使用。血脂康作为天然调脂药物,可中等强度降低低密度脂蛋白胆固醇,并对其他血脂谱具有改善作用,已有证据表明在高血压患者中的应用价值。

转　诊

需转诊人群主要包括起病急、症状重、怀疑继发性高血压以及多种药物无法控制的难治性高血压患者。妊娠和哺乳期女性高血压患者不建议在基层就诊。转诊后2～4周基层医务人员应主动随访，了解患者在上级医院的诊断结果或治疗效果，达标者恢复常规随访，预约下次随访时间；如未能确诊或达标，或明确为继发性原因所致的血压升高，建议在上级医院进一步治疗。经治疗稳定的原发性高血压患者，上级医院应及时将有关治疗信息推送至对应的基层医疗卫生机构，以便及时跟踪随访。

一、初诊转诊建议

（1）血压显著升高≥180/110 mmHg，经短期处理仍无法控制；

（2）怀疑新出现心、脑、肾并发症或其他严重临床情况；

（3）妊娠和哺乳期女性；

（4）发病年龄<30岁；

（5）伴蛋白尿或血尿；

（6）非利尿剂或小剂量利尿剂引起的低血钾（血钾<3.5 mmol/L）；

（7）阵发性血压升高，伴头痛、心慌、多汗；

（8）双上肢收缩压差异>20 mmHg；

（9）因诊断需要到上级医院进一步检查。

二、随访转诊建议

（1）至少三种降压药物（包括一种利尿剂）足量使用，血压仍未达标；

（2）血压明显波动并难以控制；

（3）怀疑与降压药物相关且难以处理的不良反应；

（4）随访过程中发现严重临床疾病或心、脑、肾损害而难以处理。

三、急救车转诊建议

下列严重情况建议急救车转诊：

（1）意识丧失或模糊；

（2）血压≥180/110 mmHg 伴剧烈头痛、呕吐，或突发言语障碍和／或肢体瘫痪；

（3）血压显著升高伴持续性胸背部剧烈疼痛；

（4）血压升高伴下肢水肿、呼吸困难或不能平卧；

（5）胸闷、胸痛持续至少10分钟，伴大汗，心电图示至少两个导联ST段抬高（如图），应以最快速度转诊，确诊为急性ST段抬高型心肌梗死后，考虑溶栓或行急诊冠状动脉介入治疗；

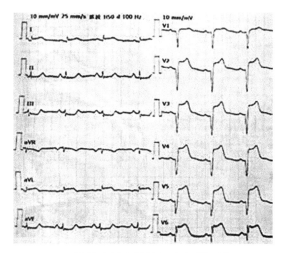

ST 段抬高型心肌梗死心电图示例

（6）其他影响生命体征的严重情况，如意识淡漠伴血压过低或测不出、心率过慢或过快，突发全身严重过敏反应等。

高血压长期随访管理

一、随访频率

血压达标患者至少每 3 个月随访 1 次；血压未达标患者，2～4 周随访 1 次。符合转诊条件的建议按照转诊要求操作。

二、随访内容

随访时应询问上次随访至今是否有新诊断的合并症，如冠心病、心力衰竭、脑卒中、糖尿病、慢性肾脏疾病或外周动脉粥样硬化病等。每次随访均应查体（检查血压、心率等，超重或肥胖者应监测体重及腰围），生活方式评估及建议，了解服药依从性及不良反应情况，必要时调整治疗。

三、年度评估

所有患者每年应进行一次年度评估，可与随访相结合。除了进行常规体格检查外，每年至少测量一次体重和腰围。建议每年进行必要的辅助检查，包括血常规、尿常规、生化（肌酐、尿酸、谷丙转氨酶、血钾、血钠、血氯、血糖、血脂）、心电图。有条件者可选做：动态血压监测、超声心动图、颈动脉超声、尿白蛋白/肌酐比、胸部 X 线片、眼底检查等。

附件一

基层常用降压药物用法、适应证、禁忌证及不良反应

分类	名称	每次剂量	服药/(次/d)	推荐常用起始用法[1]	适应证[2]	禁忌证[2]	主要不良反应[2]
A（ACEI）	依那普利	5～20 mg	1～2	5 mg bid	心力衰竭；心肌梗死后；左心室肥厚；外周动脉粥样硬化；糖尿病肾病；非糖尿病肾病；蛋白尿；微量蛋白尿；代谢综合征；糖尿病	绝对禁忌：妊娠；高血钾；双侧肾动脉狭窄 相对禁忌：严重肾功能不全；肌酐＞3 mg/dL（265 μmol/L）；可能怀孕的女性	咳嗽；血管神经性水肿
	卡托普利	12.5～50 mg	2～3	12.5 mg tid			
	培哚普利	4～8 mg	1	4 mg qd			
	贝那普利	10～20 mg	1～2	10 mg qd			
	雷米普利	1.25～10 mg	1	5 mg qd			
	福辛普利	10～40 mg	1	10 mg qd			
	赖诺普利	5～80 mg	1	10 mg qd			
	咪达普利	2.5～10 mg	1	5 mg qd			
A（ARB）	缬沙坦	80～160 mg	1	80 mg qd	心力衰竭；左心室肥厚；心肌梗死后；糖尿病肾病；蛋白尿；微量白蛋白尿；代谢综合征；糖尿病；ACEI引起的咳嗽	同ACEI	血管神经性水肿
	氯沙坦	25～100 mg	1	50 mg qd			
	厄贝沙坦	150～300 mg	1	150 mg qd			
	替米沙坦	20～80 mg	1	40 mg qd			
	坎地沙坦	4～12 mg	1	4 mg qd			
	奥美沙坦酯	20～40 mg	1	20 mg qd			
	阿利沙坦酯	80～240 mg	1	240 mg qd			
B（β受体阻滞剂）	阿替洛尔	6.25～25 mg	1～2	6.25 mg bid	心绞痛；心肌梗死后；快速性心律失常；心力衰竭；拉贝洛尔适用于妊娠高血压	绝对禁忌：二度、三度房室传导阻滞；哮喘 相对禁忌：慢性阻塞性肺疾病；外周动脉疾病	心动过缓；支气管痉挛
	美托洛尔	12.5～100 mg	2	25 mg bid			
	美托洛尔缓释片	23.75～190 mg	1	47.5 mg qd			
	比索洛尔	2.5～10 mg	1～2	5 mg qd			
B（α-β受体阻滞剂）	卡维地洛	3.125～25 mg	2	6.25 mg bid			
	阿罗洛尔	5～10 mg	2	5 mg bid			
	拉贝洛尔	100～200 mg	2	100 mg bid			

续表

分类	名称	每次剂量	服药/ (次/d)	推荐常用 起始用法[1]	适应证[2]	禁忌证[2]	主要不 良反应[2]
C (二氢吡啶类钙通道阻滞剂)	氨氯地平	2.5～10 mg	1	5 mg qd	左心室肥厚； 老年单纯收缩期高血压； 心绞痛； 动脉粥样硬化； 代谢综合征	相对禁忌： 快速性心律失常； 充血性心力衰竭	头痛； 面部潮红； 踝部水肿； 心跳加快； 牙龈增生
	左旋氨氯地平	2.5～5 mg	1	2.5 mg qd			
	硝苯地平	5～20 mg	2～3	10 mg tid			
	硝苯地平缓释片	10～40 mg	1～2	20 mg bid			
	硝苯地平控释片	30～60 mg	1	30 mg qd			
	尼群地平	10～20 mg	2	10 mg bid			
	非洛地平缓释片	2.5～10 mg	1	5 mg qd			
	拉西地平	2～8 mg	1	2 mg qd			
	贝尼地平	4～8 mg	1	4 mg qd			
	乐卡地平	10～20 mg	1	10 mg qd			
	西尼地平	5～10 mg	1	5 mg qd			
D (噻嗪类利尿剂)	氢氯噻嗪	6.25～25 mg	1	12.5 mg qd	老年单纯收缩期高血压； 心力衰竭	绝对禁忌： 痛风 相对禁忌： 妊娠	低血钾
	吲达帕胺	0.625～2.5 mg	1	1.25 mg qd			
	吲达帕胺缓释片	1.5 mg	1	1.5 mg qd			
单片复方制剂	氨氯地平贝那普利	1片	1	1片 qd	单药未达标或需两种及以上药物治疗的高血压	相应成分的禁忌证	相应成分的不良反应
	贝那普利氢氯噻嗪	1片	1	1片 qd			
	复方卡托普利	1～2片	2～3	1片 tid			
	赖诺普利氢氯噻嗪	1片	1	1片 qd			
	依那普利氢氯噻嗪(Ⅱ)	1片	1	1片 qd			
	厄贝沙坦氢氯噻嗪	1片	1	1片 qd			
	氯沙坦钾氢氯噻嗪	1片	1	1片 qd			
	替米沙坦氢氯噻嗪	1片	1	1片 qd			
	缬沙坦氢氯噻嗪	1～2片	1	1片 qd			
	缬沙坦氨氯地平	1片	1	1片 qd			

分类	名称	每次剂量	服药/(次/d)	推荐常用起始用法[1]	适应证[2]	禁忌证[2]	主要不良反应[2]
传统单片复方制剂	复方利血平片	1～3 片	2～3	1 片 tid	单药未达标或需两种及以上药物治疗的高血压	相应成分的禁忌证	相应成分的不良反应
	复方利血平氨苯蝶啶片(0 号)	1 片	1	1 片 qd		活动性溃疡	

注:[1] 推荐常用起始用法适用于一般高血压患者,对于合并心力衰竭或≥80 岁易发生直立性低血压的老年患者仍建议从更小剂量开始。qd:每日 1 次,bid:每日 2 次,tid:每日 3 次。

[2] 每种药物的适应证、禁忌证及不良反应以说明书为准。